Carl-Auer

Der Dreh

Steve de Shazer

Überraschende Wendungen und Lösungen in der Kurzzeittherapie

Aus dem Amerikanischen von Sally und Bernd Hofmeister

Fünfzehnte Auflage, 2022

Reihengestaltung: Uwe Göbel
Printed in Germany
Druck und Bindung: CPI books GmbH, Leck

MIX
Papier aus verantwortungsvollen Quellen
FSC® C083411
www.fsc.org

CPI klimaneutral
Mehr Bäume.Weniger CO_2

Fünfzehnte Auflage, 2022
ISBN 978-3-8497-0197-0

Die Originalausgabe dieses Buches erschien unter dem Titel
"Clues. Investigating Solutions in Brief Therapy"
im Verlag W. W. Norton, 1988 New York, USA

Bibliografische Information der Deutschen Nationalbibliothek:
Die Deutsche Nationalbibliothek verzeichnet diese Publikation
in der Deutschen Nationalbibliografie; detaillierte bibliografische
Daten sind im Internet über http://dnb.d-nb.de abrufbar.

Informationen zu unserem gesamten Programm, unseren Autoren
und zum Verlag finden Sie unter: **https://www.carl-auer.de/**
Dort können Sie auch unseren Newsletter abonnieren.

Carl-Auer Verlag GmbH
Vangerowstraße 14 • 69115 Heidelberg
Tel. +49 6221 6438-0 • Fax +49 6221 6438-22
info@carl-auer.de

Inhalt

Vorwort

Irgendwie wird es trotz aller Übung nicht einfacher, diese Vorworte zu schreiben. Die Versuchung ist deshalb groß, einfach zu sagen: „Steve de Shazer ist wieder in seinem Element. Hier liefert er uns mehr desselben. Wenn Sie seine vorhergehenden Artikel und Bücher interessant und brauchbar fanden, ist dieses Buch auch etwas für Sie."

So zutreffend und passend diese kurze Aussage im Grunde auch ist, ich kann es doch nicht mit gutem Gewissen dabei belassen. Denn es gibt vermutlich potenzielle Leser, die nicht wissen, was de Shazer bisher getrieben hat, und denen „mehr desselben" nichts sagen würde. Andere könnten „mehr desselben" als Kritik auffassen, obwohl ich damit etwas Positives ausdrücken will. Ich komme also nicht daran vorbei, etwas konkreter zu werden.

Ich meine damit nicht, dass sich de Shazer bloß wiederholt, dasselbe immer wieder in anderen Worten sagt. Ich meine, dass er ähnliche Interessen auf eine Weise weiterentwickelt, die im Prinzip ähnlich bleiben. Dabei hat er – mit der von ihm anerkannten Hilfe zahlreicher Kollegen – Begriffe und Praktiken entwickelt, die entweder neu oder in ihren Einzelheiten vollständiger ausgeführt sind als in seinen früheren Schriften.

Meiner Meinung nach war und ist de Shazer primär an dem Versuch interessiert, das Wesentliche einer wirkungsvollen Psychotherapie sowohl theoretisch als auch praktisch zu definieren; d.h. klar und präzise (im Idealfall minimal) darzulegen, worum es sich bei Kurztherapie handelt und welche Schritte dazu nötig sind. Bei der Verfolgung dieses Ziels wird seine Arbeit von zwei bedeutenden Prinzipien geleitet und begrenzt, die er hier ganz offensichtlich auf die Spitze treibt. Erstens geht es ihm um die Untersuchung der Kurzpsychotherapie selbst. Sie wird als abgegrenzte soziale Interaktion betrachtet (vielleicht etwas sehr anthropologisch?), deren Fokus sich hauptsächlich auf die Aussagen zwischen Therapeut und Klient bzw. Klienten in einem Therapiezimmer richtet. Die „wirkliche" oder „Außen"-Welt dringt nur in Form von Berichten, die innerhalb dieses Settings vorgetragen werden, ein. Dies mag auf den ersten Blick als eine extreme und unvernünftige Verengung der Rahmenbedingungen erscheinen. Dennoch ist es wissenschaftlich gesehen vernünftig, allein auf die beobachtbaren Daten zu fokussieren. Das ist schließlich nur die Erweiterung eines Standpunktes, der allgemein vorausgesetzt wird. Das beste Beispiel: Die Therapie beginnt und beruht auf der Formulierung von Beschwerden.

Zweitens fokussiert de Shazer auf Lösungen – oder, um konsequenter zu sein, auf die Formulierung von Lösungen – als gemeinsames Ziel von Therapeut und Klient bei der zweckgerichteten, Psychotherapie genannten, Interaktion. Bei dieser Arbeit lautet die zentrale Frage beim Untersuchen, Diskutieren und Analysieren der Daten (der Aufnahmen von Therapiesitzungen) stets: „Führt eine bestimmte Sequenz von Aussagen eines Klienten und eines Therapeuten zu einer Lösung oder nicht?"

Obwohl offensichtlich sehr viele gründliche und detaillierte Analysen erforderlich waren, lässt sich der gesamte Prozess von de Shazers Forschungen – zumindest im Nachhinein – als eine Übung, die Implikationen dieser zwei grundlegenden Konzepte zu verfolgen, verstehen. Aber man muss doch sicher den Kontext, in dem eine bestimmte Formulierung oder Sequenz zu einer Lösung führt, in Betracht ziehen, oder etwa nicht? Natürlich – aber dieser Kontext selbst besteht wieder aus früheren Formulierungen oder Sequenzen. Folglich kann eine Kette von Sequenzen gebildet werden, beginnend mit der Eröffnungsaussage der Therapie bis zur Formulierung der Lösung. Gibt es so eine einzige, einfache oder verzweigte Kette, für jeden Fall eine andere Kette oder einen zusammenhängenden Satz von Ketten? Diese Fragen werden untersucht, indem die Daten einer unterschiedlichen Anzahl von Fällen verglichen und einander gegenübergestellt werden, um Ähnlichkeiten herauszufinden, die eine Grundlage für eine allgemeinere Charakterisierung bilden, sowie Unterschiede, die getrennt in Betracht gezogen werden müssen. Allerdings befassen sich die Analysen und Synthesen mit der Identifizierung von Aussagetypen und -sequenzen und nicht mit diagnostischen Kategorien oder dem speziellen Inhalt dessen, was gesagt wird. Besonders dieser Aspekt der Arbeit stützte sich auf den Gebrauch computerisierter Modelle. Das mag einige faszinieren und andere entmutigen. Wichtig ist auf jeden Fall, sich zu vergegenwärtigen, dass der Computer nur ein hilfreiches Instrument ist, um diese komplexe Aufgabe der Analyse und Synthese zu bewältigen.

Was ist bei dem erheblichen Zeitaufwand und den Anstrengungen, die in dieser Richtung unternommen wurden, herausgekommen? In einfachsten Begriffen: ein beachtlicher Fortschritt in Richtung auf die Konstruktion eines allgemeinen Flussdiagramms einer wirkungsvollen Psychotherapie. Meiner Ansicht nach hat das eine große theoretische und praktische – ja, sogar eine ästhetische – Bedeutung; zumindest für jene, die wie Einstein in der Ordnung und Einfachheit die Schönheit sehen. Aber lesen Sie das Buch und urteilen selbst.

John H. Weakland
Palo Alto, Januar 1988

Einleitung

Es war einfacher, mein zweites Buch *Keys to Solution in Brief Therapy* (de Shazer 1985) zu schreiben als *Patterns of Brief Family Therapy* (de Shazer 1982b). Dies lag zum Teil daran, dass ich von einer Schreibmaschine auf einen Textverarbeitungscomputer umgestiegen war, bereits ein Buch geschrieben hatte und das Modell einfacher war. Naiv, wie ich war, glaubte ich, das dritte, also dieses Buch, müsse noch einfacher zu schreiben sein (u. a. weil ich von einem primitiven Textverarbeitungsprogramm auf einem langsamen Computer zu einem weiterentwickelten Programm auf einem Computer mit Festplatte wechselte). Das erwies sich allerdings als eine Täuschung.

In *Keys* wie in *Patterns* wurden die Aufgaben oder die Schlüssel zur Lösung, die vom Therapeuten am Ende der Sitzung gegeben wurden, als zentraler Punkt der Therapie beschrieben. Obgleich „Veränderung" als konstanter Prozess betrachtet wurde, wurde die Therapie und die „therapeutische Veränderung" hauptsächlich in Bezug zu den Aufgaben und den Berichten der Klienten über die Erledigung ihrer Hausaufgaben gesetzt. Dies trifft auf das vorliegende Buch wesentlich weniger zu.

Je länger meine Kollegen und ich im Brief Family Therapy Center (BFTC) uns mit der Lösungsentwicklung befassten, desto mehr sahen wir uns durch unsere Analysen gezwungen, uns eingehender mit dem Interviewprozess zu beschäftigen. Wir gelangten zu der Überzeugung, dass es nicht länger ausreichte, von unserer (vielleicht zu) einfachen Vorstellung auszugehen, das Interview führe zur Interventionsstrategie und damit zur Aufgabenstellung. Sicher, in dem, was Klient und Therapeut während der Sitzung **tun**, gibt es lösungsbezogene Ansätze. Wenn alles gut läuft, weisen Sie auf eine Aufgabe hin, die einfach lautet: *Du weißt ja jetzt, was funktioniert, also mach damit weiter.*

Sieht man sich einmal die Interventionsphase der Sitzung nach der Pause an, so reicht meistens ein einziges Blatt Papier aus, um die Mitteilung an den Klienten wörtlich festzuhalten. Ebenso reicht eine kurze Skizze des Berichts in der anschließenden Sitzung aus, um den Nutzen dieses Teils des Prozesses zu beurteilen. Die Kompliment-phase der Mitteilung bezieht sich auf die Eigenheiten der Sitzung und der Beteiligten und galt als Vorbereitung auf die Aufgaben. Diese Phase kann jedoch durch die Verwendung von gleichbleibenden Standard-aufgaben vereinfacht werden. So kann das Team nachvollziehen, was von Sitzung zu Sitzung *gleich* bleibt. Die erste und nochmalige Suche nach gleichbleibenden Elementen wird deshalb dadurch erleichtert, dass einfache Aufzeichnungen vorliegen.

Aus verschiedenen Gründen gefiel (und gefällt) mir diese Fokus-verlagerung zwar nicht, aber mir blieb aufgrund unserer Analysen der Lösungsentwicklung nichts anderes übrig. Zum zweiten Mal bewirkte eine unserer Untersuchungen eine größere Verlagerung unseres Ansatzes (s. de Shazer 1985). Solche Verlagerungen sind bei Explorationsprozessen normal: Man muss den Daten folgen. Kuhn (1973) wies darauf hin, dass sich Anomalien entwickeln und dass diese dann entweder *innerhalb* der gegenwärtigen Version der Theorie neu zu beschreiben sind oder dass die Theorie so *verändert* werden muss, dass eine Beschreibung möglich ist.

Die Verknüpfung zwischen unserer Arbeit (Praxis) und wie wir über das, was wir tun, sprechen oder es beschreiben (Theorie) bleibt weiterhin sehr eng (und rekursiv), und beide (Theorie und Praxis) haben einen wechselseitigen Einfluss auf unsere laufende Forschung. Das ist ein Teil des Entwurfs bzw. der Planung für unser Forschungs- und Theoriekonstruktionsprogramm. Aus Gründen größerer Klarheit ist der Begriff „Theorie“ hier nicht als eine „Erklärung“ zu verstehen, sondern vielmehr als eine kohärente „Beschreibung“ bestimmter Sequenzen eines Ereignisses in einem spezifischen Kontext.

Zugegeben, Interviews sind ein Durcheinander, und deshalb ist es mindestens so unübersichtlich, sie zu untersuchen. Manchmal, wenn 2, 3, 4, 5 oder 6 Personen sich im Therapiezimmer miteinander unterhalten, ist es schwer, zwischen Chaos und Konfusion zu unter-scheiden. Das Chaos vergrößert sich, wenn der Therapeut sich mit mehr als einer Person unterhält und das Team sich (unregelmäßig) über Telefon bzw. regelmäßig in der Pause und durch die Mitteilung am Schluss der Sitzung einschaltet.

Bei der Betrachtung von Interviews fallen zunächst einmal die Unterschiede auf. Jedes Mitglied des BFTC-Teams hat einen eigenen Stil und setzt das Modell auf seine eigene Art um. Eve Lipchiks Interviewstil ist einzigartig, Insoo Kim Bergs Stil ist anders, und Elam Nunnallys unterscheidet sich von beiden. Beide (Eves und Elans) aber zeigen auch Ähnlichkeiten zu Insoos Stil (zumindest hinsichtlich der Zahl der vom Therapeuten verwendeten Wörter und der Aktivität während der Sitzung). Wallace Gingerichs Stil ist im Vergleich zu Eves, Insoos und Elams auffallend „minimal" und ist eng mit meinem Stil verwandt. Ron Krals Stil ist dem von Insoo sehr ähnlich, wenn er sich mit einer Familie unterhält, aber wenn er mit einem Paar oder einer Einzelperson arbeitet, wird sein Stil minimaler und ist dann eher mit meinem vergleichbar. Kate Kowalskis Stil ist eine Minimalversion von Elams usw. Mein Interviewstil (so hat man mir gesagt) ist sparsam, minimal und einfach. Von der Gruppe gebrauche ich die wenigsten Wörter (pro Sitzung), und ich schweige bewusst viel. Und dennoch würde jeder aus dem Team sagen, dass wir „das Gleiche tun".

Merkwürdigerweise begann die Fokusverlagerung von den Standardaufgaben und den anderen Aufgaben am Schluss des Interviews hin zum Interview mit einer Standardaufgabe zu Beginn des Interviews. Ein zufälliges Ereignis (eine Anomalie?) wurde zum Auslöser. Zwei Wochen lang beobachtete dasselbe Team die Erstinterviews, in denen die jeweiligen Klienten spontan eine Veränderung im Problembereich erwähnten, die sich unmittelbar vor der Sitzung zugetragen hatte. Sobald der Klient dies angesprochen hatte, ging der Therapeut rasch zum Verhalten für die zweite Sitzung über, d. h. er untersuchte die Veränderung, die bereits stattgefunden hatte, eingehend und förderte sie. Wir organisierten ein kleines Projekt zur Untersuchung von „Veränderungen vor der Therapie" (Weiner-Davis, de Shazer a. Gingerich 1987) und entdeckten, dass die Klienten recht häufig von „Veränderungen vor der Therapie" berichten, wenn sie unmittelbar zu Beginn der ersten Sitzung danach gefragt werden. Wie konnten wir, die wir damals glaubten, wir würden den „Prozess der Veränderung" in die Wege leiten, überhaupt unsere Arbeit tun, da die Veränderung ja bereits eingetreten war?

Etwa zur gleichen Zeit fragte mich Wally Gingerich, als ich einmal während eines Erstinterviews hinter den Spiegel kam: „Woher weißt du, was du ignorieren kannst?" Offenbar entscheiden Therapeuten im Laufe einer einzigen Sitzung oft, was wichtig ist und was nicht. Die

Antwort auf diese Frage veranlasste uns, ein wenig Prozessforschung über therapeutische Intervention zu betreiben (de Shazer, Gingerich a. Weiner-Davis 1985; Gingerich, de Shazer a. Weiner-Davis 1987). Im Laufe dieser Forschungsarbeit ergab sich (aus Analysen kodierter Interviews), dass das „Verhalten der 2. Sitzung" sich in die erste Sitzung verlagerte, je mehr die Therapeuten im BFTC auf die so genannten „Ausnahmen von den Regeln des Problems" fokussierten.

Das bedeutet nun aber nicht, dass man *entweder* das Aufgabe-Reaktions-Muster *oder* die Interviewphase der Sitzung ins Blickfeld rücken sollte. Die Aufgaben, die den Klienten als Hausaufgaben gegeben werden, sind heute deutlicher mit dem Interview verknüpft. Ja, man könnte sogar noch weitergehen: Welche Aufgabe gegeben wird, hängt davon ab, wie Therapeut und Klient das Interview konstruieren. Ich behaupte lediglich, dass sich zurzeit die entsprechenden Vorgehensweisen aus der Konstruktion des Interviews ergeben.

Bei der Analyse der Interviewtechniken waren wir natürlich von den Fragen (und Kommentaren), die Therapeuten sich ausdenken, um die Ziele des Interviews zu erreichen, fasziniert (Lipchik 1987; Lipchik a. de Shazer 1986). Wollte man den Wortlaut des Interviews zum Ausgangspunkt für eine Interviewanalyse (zur Konstruktion der Theorie) machen, so müsste man eine linguistische oder literarische Kritik miteinbeziehen. Dies würde zu einem komplizierten und verwickelten Modell führen, das die überwältigende Variationsbreite der Interviews widerspiegelt.[1] Das Schema, das wir entwarfen, hat sich später als nützlich für die Ausbildung von Therapeuten erwiesen, sobald diese die grundlegenden Prinzipien des Interviews begreifen: eine Theorie der Lösung.

Wege

Der Versuch zu spezifizieren, was während eines Interviews abläuft, veranlasste Wally Gingerich und mich, gemeinsam mit Hannah Goodman[2] ein Expertensystem (ein Computerprogramm) zu entwickeln, bei dem das Team simuliert wird (Goodman 1986). In der zweiten

[1] Beim Ansatz, ein Interview als Skript oder Text zu sehen, ergeben sich eventuell Probleme dadurch, dass es dann schwierig, wenn nicht gar unmöglich wird, die zugrundeliegenden Prinzipien zu erkennen.

[2] Hannah Goodman, (damals) Cand. mag. der Computerwissenschaften an der University of Wisconsin-Milwaukee.

Projektphase kamen noch Peter Kim[3] und Jaeho Kim[4] hinzu. Gleichzeitig mit dem Start des Expertensystemprojekts begannen Alex Molnar und ich (Molnar a. de Shazer 1987), nachdem wir eine Reihe von Videos untersucht und uns mit den Aufgaben des Therapeuten befasst hatten, eine Art abstrakter Landkarte zu entwerfen. Diese Karte ist seitdem wieder und wieder überarbeitet worden. Die hier vorliegende Version der Theorie ist eng verknüpft mit dem Aufbau des Computerprogramms und mit den Aufgaben im Interview, aber sie ist von beiden sehr verschieden. Auf jeden Fall beschreibt die Theorie die verschiedenen Wege von der „Beschwerde" zum „Erreichen des Ziels" und zur „Lösung", denen die Fälle voraussagbar zu folgen scheinen. Wenn z.B. der Klient *dies* getan hat, wird der Therapeut voraussagbar *das* tun. Dem folgt wiederum voraussagbar eine Reaktion des Klienten, die zu einer bestimmten Klasse möglicher Reaktionen gehört, und nicht eine, die zu einer anderen möglichen Klasse von Reaktionen gehört. Ich bin allerdings allein verantwortlich für diese Version sowie für die Theorie und die Interpretation der schematischen Darstellung der Theorie, die salopp einfach ZENTRALKARTE genannt wird.

Als ein Ergebnis wurde aus der Struktur bzw. dem Stammbaum, den wir für die Analyse von Interviews entwickelt haben, ein Instrument für die disziplinierte Beobachtung und Beschreibung der Ähnlichkeiten zwischen unterschiedlichen Interviews trotz ihrer augenscheinlichen Verschiedenheit. Dies half mir bei meinem Projekt der Theoriekonstruktion, und diese wiederum förderte unser Verständnis für das, was wir tun.

Die Analyse des Interviewdurcheinanders hat folgende Vorteile zum Vorschein gebracht:

1. Das Modell ist eigentlich auf eine andere Art und Weise recht einfach. Die primären Aufgaben des Therapeuten werden im Interview selbst geleistet. Dies bedeutet, dass das Modell weniger davon abhängt, dass dem Klienten Hausaufgaben gegeben werden. Offen-

[3] Peter Kim, (damals) Doctoral Candidate im Fachbereich Elektrotechnik-Computerwissenschaft, Marquette University, Milwaukee, Wisconsin.
[4] Jaeho Kim, Fachbereich Elektrotechnik-Computerwissenschaft, Marquette University, Milwaukee, Wisconsin.

sichtlich wird die Kurztherapie dadurch flexibler und kann leichter in anderen Umgebungen, wie z.B. in Übergangseinrichtungen oder auf Stationen psychiatrischer Kliniken, angewandt werden. Aus verwaltungstechnischer Sicht sowie aus der Sicht des Managements ist die Kurztherapie ein kostengünstiger Ansatz. Heutzutage ist es bei dem allgemeinen Bestreben, die Kosten für das Gesundheitswesen zu dämpfen (eingeschlossen die neuen Leistungseinschränkungen bei den Versicherungsgesellschaften) wichtig, dass die Arbeit in der Kurztherapie nicht bloß als „weniger vom Gleichen" gesehen wird, sondern als ein Therapieansatz, mit dem in kürzester Zeit effektiv behandelt werden kann.

2. Die Aufgaben, die dem Klienten gestellt werden, liegen größtenteils bereits in seinem Erfahrungsbereich bzw. gehören zu seinem Repertoire. Dies erleichtert nicht nur die Zusammenarbeit zwischen Therapeut und Klient, sondern diese kooperative Beziehung entwickelt sich auch ganz natürlich aus der Konstruktion des Interviews. In vielen Fällen reduziert sich also die Aufgabenstellung darauf, den Klienten zu sagen, sie sollen mit dem fortfahren, was sie bereits tun.

3. In vielen Fällen ist die Konstruktion des Interviews für die Klienten ein Anstoß, ihre Interpretationsrahmen der problematischen Situation zu „durchschauen". Dies bedeutet, dass der bedrängte Therapeut sich nicht ausdenken muss , welche Umdeutung sinnvoll wäre. Die Absicht der Umdeutung wurde bereits erfüllt, sobald die Klienten ihren Bezugsrahmen durchschauen und aus zufälligen Ausnahmen solche machen, die einen Unterschied machen. Dies reduziert wiederum die Notwendigkeit von Verhaltensaufgaben für die Zeit zwischen den einzelnen Sitzungen und macht Kurztherapie auch für stationär behandelte Patienten geeigneter.

4. Der Fokus auf die Konstruktion des Interviews und die Aufgaben des Therapeuten in der Sitzung beschreibt deutlicher, was Therapeut und Klient Sinnvolles für die Lösungsentwicklung leisten. Hierdurch wird klarer, wie im Einzelnen, ohne Team hinter dem Spiegel und ohne all die anderen Ausstattungen eines Instituts, das Forschung, Theoriekonstruktion und Ausbildung betreibt, mit diesem Ansatz gearbeitet werden kann.

5. Die Theorie und das Modell befassen sich lediglich mit Therapie in der natürlichen Therapieumgebung. Therapeut und Klient können die Grenzen dieser Umgebung jeweils frei abstecken. Die Theorie

sagt nichts aus über „Probleme, Beschwerden, Schwierigkeiten" usw. Tatsächlich schließt die Theorie weder explizit Gedanken über Verursachung ein noch aus, noch schließt sie die unterschiedlichen Vorstellungen über die Aufrechterhaltung von Problemen ein noch aus: Sie befasst sich ausschließlich mit dem Therapieren.

6. Und zum Schluss, aber bestimmt nicht unwichtig: Die Gespräche machen Therapeuten und Klienten oft gleichgroßen Spaß. Ganz spontan entwickeln sich viele komische Situationen in den Sitzungen, wenn z. B. ein verwirrter Therapeut einem verwirrten Klienten hilft herauszufinden, was passiert, wenn die Beschwerde nicht auftritt, und wenn der Therapeut (entsprechend einer recht verbreiteten Auffassung unter den Klienten) ganz unbefangen fragt: „Angenommen, es geschähe ein Wunder und das Problem wäre gelöst ..."

Die Fallbeispiele

Im gesamten Buch wurden Fälle beschrieben, um die Theorie der Lösung zu illustrieren. Sie sollen aber nicht als Beweis für die Theorie dienen. Theorien können nicht bewiesen werden; man kann nur nachweisen, dass sie unter bestimmten Bedingungen nicht anwendbar sind. Die gewählten Fälle decken ein breites Spektrum von Beschwerden ab und umfassen verschiedene sozioökonomische Klassen. Bei einigen Fällen war ein Team beteiligt (bei der Forschung und Theoriekonstruktion), bei anderen arbeitete der Therapeut allein (um zu zeigen, wie die Theorie im natürlichen Therapiesetting anzuwenden ist).

Danksagung

Kein Buch wird in vollkommener Isolation geschrieben, besonders dann nicht, wenn der Kontext, in dem das Buch entsteht, ein For -schungs- bzw. Theorieerarbeitungsprogramm ist, das in einem Therapie- und Ausbildungsinstitut wie dem Brief Family Therapy Center durchgeführt wird.

Zuerst möchte ich mich bei den Mitgliedern des Teams für ihre Beiträge bedanken:

Insoo Kim Berg,
Wally Gingerich,
Eve Lipchik,
Elam Nunnally,
Kate Kowalski,
Ron Kral und
Alex Molnar.

Während das Buch entstand, haben manche von ihnen gelegentlich und andere auch kontinuierlich und in unterschiedlichem Maße etwas dazu beigetragen. Ohne Übertreibung kann ich sagen, dass nichts in diesem Buch ohne sie möglich gewesen wäre. Sie haben es ertragen, mir zuzuhören, und haben auf die von mir gestellten Fragen mit Bedacht geantwortet. Vor allem möchte ich mich bei ihnen bedanken, dass sie mich zu größerer Klarheit gezwungen haben.

Hannah Goodman, Jaeho Kim und Peter Kim (die die als BRIEFER I und II bezeichneten Computerprogramme geschrieben haben) haben mich gezwungen, näher zu untersuchen, was wir tun, wenn wir den Schlüsseln folgen, um eine Lösung zu finden und/oder zu konstruieren.

Ich möchte mich auch bei den Mitarbeiterinnen des Sekretariats, bei Dolores Van Erden (die fast von Anfang an beim BFTC dabei ist),

Judy (Van Erden) Parker und Ruthann Galarza dafür bedanken, dass sie den Rest der Welt unter Kontrolle hielten, während ich schrieb.

John H. Weakland gebührt ein besonderer Dank für seine unermüdliche Unterstützung und Ermutigung. Dank auch an Lyman Wynne.

Und ich möchte den Teilnehmern der zahlreichen von mir geleiteten Workshops für ihre Geduld und Freundlichkeit danken. Ihre Fragen haben mir geholfen, die Dinge klarer zu fassen, und manche der Vorschläge sind in diesem Buch aufgenommen worden, leider ohne namentliche Nennung.

1. Im Brennpunkt: Die Lösung

Unser lösungsorientiertes Modell (de Shazer1985) hat sich auf der Basis unserer Erfahrungen im Zentrum für Familienkurztherapie (Brief Family Therapy Center, BFTC) weiterentwickelt. Je stärker und gezielter wir uns auf die Lösungserarbeitung konzentrierten, desto mehr veränderten unsere Studien Methode und Theorie der Lösung. Das zugrunde liegende Denkmodell hat sich zwar nicht verändert, wohl aber unser Therapieansatz aufgrund der erzielten Forschungsergebnisse. Diese Veränderungen sind eindeutig Weiterentwicklungen von charakteristischen Merkmalen, die immer schon Teil unseres Ansatzes waren. Wir haben lediglich andere Aspekte in den Mittelpunkt gerückt.

Übertragbarkeit

Beispielsweise haben wir uns im BFTC jahrelang mit der Übertragbarkeit von Interventionen, vor allem von Hausaufgaben, von einem Fall auf einen anderen beschäftigt. Die gezielte Auseinandersetzung mit dieser Frage lieferte uns einige Anhaltspunkte für ein besseres Verständnis des Prozesses der Entwicklung einer Lösung. Frühere Arbeiten, die sich vor allem mit der „Problemlösung" (de Shazer 1982b, 1984; de Shazer a. Molnar 1984) beschäftigten, gingen davon aus, dass die Übertragung gewisser Aufgaben von den Interaktionsmustern des Klienten abhinge (z. B. die Aufgabe, zur Beilegung von Streitereien zwischen Ehepaaren einen strukturierten Streit auszutragen), während andere vom Bezugsrahmen des Klienten oder der Problemdefinition abhängig wären (z. B. Schreibaufträge, um dadurch Zwangsgedanken zu ersetzen).

Neuere Arbeiten zum Thema „Lösungserarbeitung" (de Shazer 1985) lassen den Schluss zu, dass die Übertragbarkeit in einigen Fällen eher von der Art der Aufgabe selbst abhängt und nichts oder nur sehr wenig mit dem Interaktionsmuster oder den spezifischen Umständen einer bestimmten Beschwerde zu tun hat (d. h., der Klient bekommt die Aufgabe, in einer problematischen Situation „anders zu reagieren"). Diese Art von übertragbarer Aufgabe wird als „Nachschlüssel" bezeichnet. Ein weiteres Beispiel hierfür ist unsere Standardaufgabe der ersten Sitzung (Formula First Session Task, FFST):

> *Bis zur nächsten Sitzung beobachten Sie nur und beschreiben uns dann, was in Ihrer Familie so abläuft, dass Sie der Meinung sind, es soll so bleiben (de Shazer 1985, S. 137).*

Diese Aufgabe ist gänzlich unabhängig davon, ob Klient oder Therapeut in der Lage ist, das Problem zu beschreiben. Häufig wird der Klient in der darauf folgenden Sitzung berichten, dass er anders reagiert hat bzw. dass etwas passiert ist, was eindeutig anders ist. Nachschlüssel sind offenbar ein nützliches Hilfsmittel, um in vielen Situationen – ungeachtet der jeweiligen spezifischen Beschwerde – die Tür zu Veränderungen und Lösungen zu öffnen.

In dieser Zeit waren die Aufgabenstellung einer Sitzung und der Bericht des Klienten in der nächsten Sitzung zentrales Thema unserer Arbeit. Diese Konzentration auf die Übertragbarkeit ermöglichte es uns, Muster und Geschehensabläufe immer besser zu beobachten und zu verstehen. Von Fall zu Fall und von Sitzung zu Sitzung weisen diese Schemata dieselbe Ähnlichkeit auf, wie sie zwischen einem musikalischen Thema und seinen Variationen besteht. Jahrelange Beobachtungen durch den Einwegspiegel bzw. Anschauen von Videos über Sitzungen lassen eine frappierende Ähnlichkeit erkennen. Eine Sitzung gleicht der anderen, ganz unabhängig davon, wie verschieden jeweils Personen und Inhalt sind.

Feststellung von Unterschieden

Diese Ähnlichkeit ist von Nutzen, ja vielleicht sogar notwendig, weil sie den Beobachter darauf vorbereitet, Unterschiede wahrzunehmen. Sobald eine Veränderung festgestellt ist, wird es wieder spannend, da der Beobachter nach ähnlichen Ereignissen oder Mustern sucht. Wird ein neues Muster beschrieben, müssen die Beobachter herausfinden, ob dieser Unterschied tatsächlich einen Unterschied macht. Falls ja, werden sich unsere Beschreibungsmethoden mit dem beschriebenen Sachverhalt ändern. Folglich wird sich auch die Darstellung einer

Theorie ändern müssen, obwohl die allgemeinen theoretischen Voraussetzungen gleich bleiben.

Hinter dem Einwegspiegel beschreiben wir unsere Beobachtungen einer Sitzung bzw. einer Sitzungsreihe (bei einem Fall) und durchforsten unser Gedächtnis (und unsere Videos) nach früheren Fällen und unzusammenhängenden Ereignissen, die nach den gleichen Regeln der Beschreibung von Verhaltensmustern und -weisen ablaufen. Dieser Prozess des Vergleichens ermöglicht es uns, die Interaktions- und Beziehungsmuster und -formen diverser klinischer und anderer Situationen zu untersuchen; d. h. Sitzungen und Fälle werden anstelle traditioneller Vergleichsmethoden mithilfe typischer Beschwerden oder „Symptome" oder der „Krankheit" und mittels eines Rasters der *Beschreibung* miteinander verglichen. Einfach ausgedrückt umfasst unser Beschreibungsschema alles, was beobachtet, wiederholt und mitgeteilt werden kann.

Nach dieser Methode würde beispielsweise Mr. Jones (A), der abnehmen will und an bestimmten Tagen kalorienbewusst isst, eher mit Mrs. Smith (B) verglichen, die möchte, dass sich das Betragen ihres Kindes in der Schule bessert – und an manchen Tagen ist das Betragen des Kindes ganz ordentlich –, als mit Mr. Black (C), der abnehmen will, aber nichts dafür tut. Wenn der Therapeut, der mit Mr. Jones arbeitet, außerdem 30 Minuten damit verbringt, ihm bei der Beschreibung der Tage zu helfen, an denen er ein entsprechendes Essverhalten zeigt, dies aber bei Mrs. Smith nur 7 Minuten in Anspruch nimmt, dann wäre der Fall Jones auch mit dem von Miss White (D) vergleichbar, die auch länger braucht, um die seltenen Gelegenheiten zu beschreiben, bei denen sie Männerbekanntschaften macht.

Bei Übereinstimmung des Musters und der Art der Beschreibung (A mit B, A mit D, B mit D usw.) lässt der Prozess des Vergleichens die Folgerung zu: Die gleiche Intervention könnte auch in verwandten Fällen ein „Schlüssel oder Nachschlüssel" für die Lösung sein. Würden wir den Klienten in den Fällen B und D auftragen, „zu beobachten, was passiert und was weiterhin so sein soll", und würden sie dies tun und dabei über Fortschritte auf dem Weg zu einer Lösung berichten, dann könnte dieselbe Aufgabe auch für den Klienten von Fall A zu einer Lösung führen.

Wir verfolgten diese Entwicklung weiter, und dabei verlagerte sich unser Interesse mehr und mehr auf den Prozess des Interviewens, als wir bemerkten, wie viele Klienten über Ausnahmen vom regelmäßigen Auftreten der Beschwerde berichteten. Einige dieser Ausnahmen wurden von den Klienten als *spontan* bezeichnet – „es passierte einfach" –, andere dagegen als Folge einer *bewussten* Verhaltensänderung. In jedem Fall kann man sagen, dass ihre Beschreibung einen Unterschied enthält, der für sie bis dahin keinen Unterschied machte. Unsere Überzeugung, dass die Umwandlung oder Veränderung kontinuierlich erfolgt, wurde gestärkt.

Unser neues Beschreibungsschema führte zur Entwicklung eines neuen Nachschlüssels: *die Suche nach Ausnahmen*[1], *die zu Unterschieden werden, die einen Unterschied machen*. [Dieser Schlüssel ist logischerweise identisch mit unserer Standardfrage der ersten Sitzung (de Shazer 1985) und ihren Variationen.] Wenn diese Suche erfolgreich verläuft und Unterschiede beobachtet und in der ersten Sitzung besprochen werden, bestätigt sich die Erwartung eines *bedeutenden* Wandels bezüglich der Beschwerde und der Lösung für die Klienten und für den Therapeuten, weil hinsichtlich der Beschwerde bereits eine Veränderung eingetreten ist! Da der Klient bereits zu diesem Zeitpunkt etwas gegen die Beschwerde unternimmt, klappt die Zusammenarbeit zwischen Klient und Therapeut, wenn der Therapeut intensiv an diesem Erfolg ansetzt. Dies bedeutet natürlich, dass der Therapeut bereits in der ersten Sitzung mit einer *offenen* Erwartung auf den *kontinuierlichen* Wandel bzw. die kontinuierliche Veränderung reagiert.

Früher, als wir hauptsächlich auf die Schlüssel fokussierten, die als Intervention am Ende der Sitzung verwendet wurden, traf diese Beschreibung des gemeinsamen „Aufspürens bereits erfolgter Veränderungen" von Therapeut und Klient meistens auf die zweite oder weitere Sitzungen zu. Diese konzentrierte Suche nach Ausnahmen veranlasste uns jedoch, diese Beschreibung an den Anfang der ersten Sitzung zu verlegen (Gingerich, de Shazer a. Weiner-Davis 1987).

Wir können den Prozess nunmehr wie folgt beschreiben: Von Beginn der ersten Sitzung an schaffen Therapeut und Klient gemein-

[1] Der Begriff „Ausnahme" wird verwendet, weil die Klienten dazu neigen, ihre Beschwerde als „ständig auftretend" zu sehen. Wenn die Beschwerde nicht auftritt, wird dies für eine Ausnahme von der Regel gehalten, aber der Veränderung selbst wird keine Bedeutung beigemessen. Das Nichtauftreten der Beschwerde ist demnach eher ein „glücklicher Zufall" als ein Beweis dafür, dass die Dinge sich bessern, nach dem Motto: „Die Ausnahme bestätigt die Regel."

Der Begriff „Ausnahme" macht den Standpunkt des Klienten sehr deutlich oder zumindest die Sicht des Therapeuten über den Standpunkt des Klienten.

sam eine therapeutische Wirklichkeit, die mehr auf *kontinuierlicher* Umwandlung oder Veränderung beruht (als Beweis dienen die jeweiligen Ausnahmen) als darauf, eine Veränderung *zu initiieren.* Werden Ausnahmen festgestellt, bekommt der Klient gewöhnlich die Aufgabe gestellt, mit dem fortzufahren, was bereits begonnen wurde, und nicht die Aufgabe, etwas ganz Neues zu tun.

Die Lösung im Brennpunkt

Die Wunderfrage:

> *Angenommen, es würde eines Nachts, während Sie schlafen, ein Wunder geschehen und Ihr Problem wäre gelöst. Wie würden Sie das merken? Was wäre anders? Wie wird Ihr Ehemann davon erfahren, ohne dass Sie ein Wort darüber zu ihm sagen?*

In fast jeder ersten Sitzung im BFTC wird ein Grundgerüst für eine Reihe von Fragen, die alle zusammen auch als „die Wunderfrage" bekannt sind, verwendet, um Klient und Therapeut gleichermaßen bei der Beschreibung zu helfen, wie eine Lösung aussehen könnte. Klienten reden typischerweise davon, dass sie sich „besser fühlen" wollen oder gerne „besser kommunizieren" möchten oder über ähnlich globale und unspezifische Wünsche, wenn sie direkt nach dem Ziel der Therapie gefragt werden. Fragen wir sie dagegen über die Wundersequenz indirekt nach Zielen, entlockt dies regelmäßig Beschreibungen konkreter und spezifischer Verhaltensweisen. Der Weg, möglichst bald in die Zukunft zu blicken, hat sich für uns als eine höchst effiziente Methode erwiesen, um den Klienten bei der Definition ihrer Ziele zu helfen und sie damit in die Lage zu versetzen, zu beschreiben, wie sie wissen, wann das Problem gelöst ist. Wie Weakland (1987) bemerkte, trifft dieses Grundgerüst vielleicht die Erwartungen der Klienten an die Therapie: Sie kommen in die Therapie und erwarten ein Wunder.

Der Gebrauch der Wunderfrage verhilft Therapeut und Klient zu einem möglichst klaren Bild, wie eine Lösung aussehen könnte, auch wenn das Problem unbestimmt, verworren oder unzureichend beschrieben ist.

Die Beschreibung einer beschwerdefreien Zukunft kann dazu beitragen, die Ausnahme als auffällig einzuschätzen. Enthält die Zukunftsbeschreibung eine Fortsetzung der Ausnahme (d.h. mehr trockene Betten), können wir noch sicherer sein, dass wir auf dem richtigen Weg sind. Sind die Reaktionen auf die Wundersequenz jedoch nicht ausnahmebezogen (d. h. rechtzeitig zur Schule gehen und gute Noten erhalten), so wissen wir, dass die Beschwerde umformuliert werden muss (d. h., die Beschwerde ist weiter gefasst als „nur nasse Betten" und beinhaltet das Fehlverhalten des Kindes in der Schule, deshalb brauchen gelegentlich trockene Betten keine Ausnahme von der allgemeinen Beschwerde zu sein; in einem solchen Fall muss der Therapeut weiter nach brauchbaren Ausnahmen von der weiter gefassten Beschwerde suchen).

Die Lösung kommt immer vor dem Problem

Historisch hat sich Psychotherapie mit Problemen (unterschiedlich definiert) und Lösungen (selten überhaupt definiert) befasst, wobei auf die Probleme der Hauptanteil der Anstrengungen entfiel. Tatsächlich wurden Lösungen so selten betrachtet, dass Lösung zur versteckten Hälfte der „Problem / Lösung"- Unterscheidung geworden ist. Dies hat zu einem Durcheinander geführt, da das Unterscheidungszeichen oder der Schrägstrich sich in eine Barriere und die Unterscheidung selbst sich in eine Dichotomie verwandelten. Psychotherapie hat immer Ziele formuliert; gelegentlich hieß das Ziel utopische, vollständige Heilung, zu anderen Zeiten Persönlichkeitsumstrukturierung und dann wiederum Verhaltensänderung. Aber in all den Jahren hat sich therapeutisches Denken, Lernen und Forschen auf Probleme konzentriert. Aus diesem Grund hat die Psychotherapie bezüglich der Erkenntnis, dass ein Lösungskonzept entwickelt werden muss, bevor es überhaupt ein „Problem"-Konzept geben kann, einen blinden Fleck entwickelt. Sie als „Problem" zu benennen ist nur eine von vielen Möglichkeiten, wie bestimmte Ereignisse ettikettiert und verstanden werden können. Es ist eine Gestalt (im Original Deutsch, A. d. Ü.), wobei Lösung der Boden zur Figur des Problems ist. Was in der Welt der Psychotherapie als Problem bezeichnet wird, würde ohne die Vorstellung, dass Probleme gelöst werden können, zu nichts anderem als einem „Fakt des Lebens" oder unglücklichen Ereignis werden, unvermeidlich und unveränderbar.

Unsere Arbeit im BFTC hat wohl diesen Prozess genau umgekehrt, indem ausschließlich die Lösungsseite der Unterscheidung betrachtet wird. Auf den ersten Blick scheinen wir aus der Unterscheidung eine neue Dichotomie zu entwickeln. Das liegt jedoch am falschen Blickwinkel. Einfach ausgedrückt sind Probleme Probleme, und sie sind am besten zu verstehen in Bezug auf ihre Lösungen.

Entwickelt sich zum Beispiel aus der strukturellen Sicht des Problems eine Lösung, dann hat sie sich als nützlich erwiesen. Weder beweist dies die strukturelle Sicht noch widerlegt es sie: Es demonstriert nur die Nützlichkeit in diesem besonderen Fall oder in diesen besonderen Fällen. Fish a. Piercy (1987) beschreiben strukturelle Therapie als

> *basierend auf der theoretischen Annahme, dass Familien sich entwickelnde, hierarchische Organisationen sind, mit Regeln oder transaktionellen Mustern, um zwischen und innerhalb von Subsystemen zu interagieren ... wird symptomatisches Verhalten aufrechterhalten aufgrund einer inadäquaten Hierarchie und inadäquater Grenzen, und eine Verbesserung der Familienorganisation wird nicht nur das symptomatische Verhalten ändern, sondern auch die Individuen, die ein Teil dieser Organisation sind (S. 122).*

Auf der anderen Seite beschreiben sie strategische Therapie als

> *basierend auf der theoretischen Annahme, dass Verhalten, das als ein Teil einer Sequenz interaktioneller, rekursiver Ereignisse auftritt, nur im Kontext verstanden werden kann. Symptome sind eingebettet in diesen Interaktionssequenzen und werden mithilfe unwirksamer Lösungen aufrechterhalten. Symptome sind nicht von Natur aus problematisch, sondern werden eher so ausgelegt, basierend auf der von der Familie geschaffenen Realität. Therapie zielt darauf ab, diese Realität zu ändern (S. 123).*

Obwohl sich die Worte auffallend unterscheiden, sagen die beiden Denkschulen auf einer Abstraktionsebene ziemlich dasselbe: Probleme erhalten sich selbst aufgrund des Kontextes, in dem sie auftreten. Wie Sluzki (1983) sagt,

> *führt [dies] zu der zwangsläufigen Schlussfolgerung, dass symp-tomatisches/problematisches Verhalten als durch seine eigene Teilnahme in zirkulären, sich selbst aufrechterhaltenden Mustern beherrscht und verankert aufgefasst werden kann, aufgrund seiner Funktion als Verstärker und Gedächtnisstütze struktureller Merkmale, die einen rekursiven Beitrag zu ihrer*

Aufrechterhaltung leisten, und aufgrund seiner Partizipation an Weltbildern, die wiederum die sie stützende Ideologie zur Verfügung stellen (S. 474).

Obwohl die soziale Lerntheorie und die psychodynamische Theorie (Feldman a. Pinsof 1982) das Geschehen in ganz unterschiedlicher Weise konzeptualisieren, konzentrieren auch sie sich auf die Aufrechterhaltung des Problems. Unabhängig davon, „wie" Probleme aufrechterhalten werden und wie viele unterschiedliche Anschauungen es darüber gibt, kann eine allgemeine Aussage gemacht werden: Probleme sind Probleme, weil sie aufrechterhalten werden. Sie werden einfach dadurch zusammengehalten, dass man sie als „Probleme" beschreibt.

Würde ich eine strukturelle Therapeutin und ihre Klientin im Verlauf eines Falles beobachten, käme ich vermutlich zu einer anderen Bewertung des Ablaufs der Ereignisse. Ich hätte vielleicht bemerkt, dass sich eine Lösung aus der Reaktion der Mutter entwickeln könnte, die als Reaktion auf das problematische Verhalten ihrer Tochter etwas anders macht. Dies ergibt sich aus dem allgemeinen Gesetz, nach dem an Lösungen jemand beteiligt sein muss, der etwas anders macht. Für eine strukturelle Therapeutin wäre es durchaus angemessen, dass die Mutter sich anders verhält, da das ihrer Hierarchievorstellung entspricht. Für mich hat diese Lösung überhaupt nichts mit Hierarchie zu tun; es geht vielmehr einfach darum, dass sich jemand anders verhielt, was zu einer Lösung führte. So würde ich bei einem ähnlichen Fall wohl eine unserer Standardaufgaben verwenden: Machen Sie etwas anders. Irgendjemand – Mutter, Vater, Sohn oder Tochter – könnte sich anders verhalten, was zu einer Lösung führen könnte. Wäre nur die Mutter im Büro gewesen, hätte sie die Aufgabe erhalten. Oder die Tochter. Oder der Vater. Oder der Freund der Tochter. Diese durch die Beschäftigung mit Lösungen entwickelte allgemeine Anschauung beseitigt einige der strukturellen und auch anderen Anschauungen eigenen Beschränkungen.

Der nächste Schritt besteht darin zu prüfen, was die Therapeutin Nützliches getan hat, das die Mutter veranlasste, etwas anders zu machen. Hätte sie daran gearbeitet, Mutter und Tochter zu helfen, geeignetere Grenzen zu ziehen oder ihre Hierarchie neu zu ordnen, wäre das neue Verhalten der Mutter ein Beweis für die Nützlichkeit ihres Ansatzes, nämlich zu veranlassen, dass etwas anders geschieht. Das ist allerdings keineswegs ein Beweis der strukturellen Sicht oder der Konzepte über Hierarchie und Grenzen. Es zeigt nur, dass die strukturelle Methode nützlich sein kann.

Das bedeutet, dass jede Sicht einer problematischen Situation sich als wirksam erweisen könnte, wenn sie den Therapeuten dazu bringt, etwas Nützliches zu tun, um irgendjemanden zu veranlassen, etwas anders zu machen. Die unterschiedlichen Anschauungen sind weder richtig noch falsch. Im Allgemeinen erfordern Lösungen einfach, dass jemand etwas anders macht oder etwas anders sieht, was zu einer größeren Zufriedenheit führt. Diese allgemeinere Sicht des Lösungs- und Problemzusammenhangs hat das BFTC zu einer vereinfachten Methode geführt, die bei der Definition, wie eine Lösung erreicht werden kann, weniger Beschränkungen ausgesetzt ist.

Schlussfolgerung

Da der Therapeut sofort von Beginn der Sitzung an auf das fokussiert hat, was der Klient schon macht und zwar erfolgreich macht, wird *Kooperation* (de Shazer 1982b, 1985) bereitwillig entwickelt und gefördert. Die auf diese Art und Weise konstruierte therapeutische Aufgabe macht es dem Therapeuten relativ einfach, eine jeweils angemessene Intervention zu entwickeln (de Shazer 1985), da sie vom Klient nur verlangt fortzufahren, etwas zu tun. Dieser Prozess der Lösungsentwicklung kann zusammenfassend als Hilfestellung beschrieben werden, einen nichterkannten Unterschied zu einem Unterschied zu machen, der einen Unterschied macht.

Menschen haben oft Schwierigkeiten, den Versuch, ein Problem zu lösen, aufzugeben, weil sie (wir) „im Innersten“ an dem Glauben festhalten, dass eine Erklärung sowohl möglich als auch unerlässlich ist, um ein Problem wirklich zu lösen. Lösungen zu Problemen werden oft übersehen, weil sie wie bloße Vorspiele aussehen; wir suchen letztendlich nach Erklärungen, in dem Glauben, dass eine Lösung ohne Erklärung irrational ist, und erkennen nicht, dass die Lösung selbst ihre beste Erklärung ist.

2. Disziplinierte Beobachtung

Auf den ersten Blick dient das Therapiegespräch dazu, Informationen zu sammeln. Aus der Sicht des Klienten fragt der Therapeut vermutlich vor allem nach Fakten, die mit dem Problem zu tun haben (d.h., eine medizinische Diagnose beruht auf den Tatsachen, die mit den Symptomen in Verbindung stehen). Und tatsächlich bezeichnen viele Therapeuten ihr Tun als „Probleme lösen".

Dies mag eine wichtige und nützliche Betrachtungsweise sein, solange der Therapeut nicht vergisst, dass diese „Probleme" *außerhalb* der therapeutischen Beziehung bzw. des therapeutischen Rahmens auftreten oder vorkommen. Eigentlich hat der Therapeut nie etwas mit realen „Problemen" zu tun, sondern vielmehr mit den Berichten bzw. Mitteilungen des Klienten über die „Probleme" (Miller 1986). Die Probleme selbst umfassen unterschiedliche Aspekte, die der Klient beschreiben kann: Gedanken, Gefühle, Situationen, Wahrnehmungen und Verhaltensweisen, die sich alle in einem Kontext außerhalb des therapeutischen Settings ereignen.

Natürlich tun Therapeut und Klient so, „als ob" die Therapie oder die Gespräche über Veränderungen unabhängig von den Veränderungen stattfinden, die sie hervorzurufen suchen. Veränderungen geschehen, so gesehen, im „wirklichen Leben" des Klienten außerhalb der Therapiesituation. Was immer der Klient auch berichtet, der Therapeut nimmt es für bare Münze, d.h., für den Therapeuten ist eine mitgeteilte Veränderung eine „Veränderung", und die Bedeutung der Gespräche über zukünftige Veränderungen wird in den nachfolgenden Sitzungen nur bekräftigt, wenn die Klienten in der Tat von Veränderungen berichten.

Etwas als ein „Problem" zu bezeichnen, ist bloß eine von vielen Möglichkeiten, um den Geschehnissen im Leben einen Sinn zu geben. Ob ein Ereignis ein „Problem" ist, das der Therapie bedarf oder nicht, hängt davon ab, wie die Beteiligten ihre Erfahrung interpretieren.

Wenn Klienten zur Therapie kommen, berichten sie von ihren problematischen Gefühlen, Gedanken, Wahrnehmungen, Situationen und Verhaltensweisen in einem anderen Kontext, nämlich der Therapiesituation. Die Probleme des wirklichen Lebens ereignen sich im Territorium des Klienten; dagegen hat der Therapeut nur mit den „Landkarten“ dieses Gebiets zu tun, d. h. mit den Beschreibungen des Klienten. Allerdings arbeiten sie zusammen, „als ob“ eine geänderte Landkarte gleichzeitig eine Veränderung der Landschaft bedeutete. Dieser Unterscheidung muss man sich bewusst bleiben; andernfalls entstehen Verwirrungen, wenn die Landkarten mit den Landschaften verwechselt werden, die sie abbilden.

Das Interview ist ein Interaktionsprozess, an dem mindestens zwei Personen mit unterschiedlichen Rollen beteiligt sind – Therapeut und Klient. Das Interview läuft aber nicht schlicht und einfach so ab, dass der Klient nur erzählt, wie er die problematischen Aspekte seines Lebens konstruiert. Die Inhalte der Fragen und die Kommentare der Therapeuten tragen nicht nur dazu bei, wie die Klienten ihre Wirklichkeit konstruieren, sondern auch worüber und auf welche Weise sie berichten. Für Deissler (1986) gestalten Therapeut und Klient das therapeutische Interview gemeinsam und sind so Ko-autoren ihrer gemeinsamen Realität.

Man könnte es zwar so sehen, dass die Entscheidung darüber, welche Art von Intervention gewählt wird, auf den verschiedenen während des Interviews erzeugten Beschreibungen (z. B. ob eine Ausnahme spontan oder geplant auftritt) basiert. Dies könnte jedoch auch eine Illusion sein, die durch die Form der Beschreibung hervorgerufen wird. Diese Betrachtungsweise impliziert nämlich einen Entscheidungsbaum nach dem Schema „wenn dies, dann das, wenn das, dann dies“ usw.

Die tatsächliche Abfolge der Ereignisse während des Interviews hilft vielleicht eher dem Klienten, als dass sie der Interventionsfindung und der Aufgabenformulierung dient. Die logische Entwicklung des Gesprächs während der Sitzung ist wahrscheinlich in erster Linie nützlich, um dem Klienten die therapeutische Intervention sinnvoll erscheinen zu lassen.

Eine alternative Sicht

Die Übertragbarkeit von Aufgaben von Fall zu Fall und von Klient zu Klient, von denen manche nicht von der Beschwerde oder der Form des Interviews abhängig sind, lässt auf eine andere Art von Entscheidungsbaumstruktur schließen, nämlich eine, die auf einem anderen, sich wiederholenden Prozess basiert: „Wenn dies, dann nicht das.“ Das heißt, man kann sich gut vorstellen, dass ein erfahrener Therapeut eine Akte mit ALLEN BEKANNTEN AUFGABEN[1] zur Hand hat. Jede einzelne Frage und jede einzelne Antwort, jede Sequenz des Gesprächs und die Art der sich entwickelnden Beziehung usw. helfen dem Therapeuten zu entscheiden, was *nicht* getan und welche Aufgaben *nicht* gegeben werden sollten.

Wenn sich zum Beispiel eine Klientin so darstellt, dass sie wirklich etwas gegen ihre Beschwerde unternehmen will, fallen bestimmte Optionen weg: überhaupt keine Aufgabe oder nur eine reine Beobachtungsaufgabe zu stellen. Wenn sie ferner von einer zurzeit stattfindenden Ausnahmesituation berichtet, werden alle Aufgaben, mit denen etwas beendet werden soll, hinfällig. Hat sie großes Vertrauen in ihre Fähigkeit, das Ausnahmeverhalten fortzusetzen, werden Aufgaben mit Stichprobencharakter ebenso unbrauchbar wie Aufgaben, bei denen etwas vorausgesagt werden soll. So betrachtet sind viele oder sogar fast ALLE BEKANNTEN AUFGABEN bereits aussortiert, wenn der Therapeut den Raum verlässt, um über den Fall nachzudenken oder jemanden zu konsultieren, und die Wahl beschränkt sich auf nur wenige übrig gebliebene Möglichkeiten.

Was machen Kurztherapeuten eigentlich?

Eine Unterhaltung zwischen zwei Personen, sogar ein therapeutisches Interview, ist sehr locker strukturiert und mag verworren wirken, wenn man es nicht auf eine spezifische Art und Weise betrachtet. Es mag sogar so aussehen, als hätten wir ein Laubsägepuzzle vor uns, bei dem einige Teile zu viel, zu wenig oder falsch sind. Dennoch sind alle erforderlichen Teile vorhanden. Der Beobachter braucht sie nur sorgfältig zu betrachten und zusammenzufügen. Ohne eine disziplinierte Betrachtung ist der Blick auf eine Therapiesitzung wie der allererste Blick durch ein Mikroskop. Da man nicht weiß, was man sieht, sieht man nur Würmer, Bläschen und Haare. Aber

[1] Eine Akte mit ALLEN BEKANNTEN AUFGABEN lässt sich den Veröffentlichungen von de Shazer (1982a, 1985); Fisch, Weakland u. Segal (1987); Haley (1963,1967) zusammenstellen sowie schlicht und einfach aus der Beobachtung dessen, was funktioniert.

sobald man weiß, wonach man sucht, und diszipliniert beobachtet, ergibt das, was man sieht, einen Sinn.

BRIEFER I

SITZUNG A

1. Hat jemand bereits etwas unternommen? Gibt es eine BEWUSSTE Ausnahme?

Ja

2. Weiß der Klient, was er tun muss, um diese Verhaltensweisen, die die Ausnahme ausmachen, aufrechtzuerhalten?

Ja

3. Ist er zuversichtlich, dies aufrechtzuerhalten und weiterführen zu können?

Nein

4. Wurde die Wunderfrage gestellt?

Ja

5. Stimmte die Antwort mit den Ausnahmesituationen überein?

Ja

SITZUNG B

1. Hat jemand bereits etwas unternommen? Gibt es eine BEWUSSTE Ausnahme?

Nein

2. Gibt es spontane Ausnahmen vom üblichen Problemmuster bzw. von der Einschätzung des Problemmusters?

Nein

3. Kann sich der Klient eine Lösung vorstellen („Wunderfrage")?

Nein

4. Glauben Sie (als Therapeut), dass es eine realistische Lösung gibt?

Ja

Ein solcher Dialog zwischen einem „Expertensystem", das Fragen stellt, und einem Therapeuten, der sie beantwortet, enthält Fragen und Antworten, wie ein Therapeut, der mit dieser Lösungstheorie arbeitet, sie sich selbst stellen würde, oder wie sie ein Konsultant oder das Team hinter dem Einwegspiegel stellen könnte, um die Beobachtungen eines Gesprächs zu ordnen. Dieses Expertensystem ist ein Computerprogramm, das entwickelt wurde, um bei der Formulierung einer Aufgabe in der ersten Sitzung Hilfestellung zu leisten (de Shazer, Gingerich a. Goodman 1987; Goodman 1986; Goodman, Gingerich a. de Shazer 1987; Kim, de Shazer, Gingerich a. Kim 1987). Im Allgemeinen sind Expertensysteme Computerprogramme, die mithilfe der Erfahrung und Sachkenntnis eines menschlichen Experten geschrieben wurden, um bei spezifischen Problemen eingesetzt zu werden. Als solche basieren sie auf Regeln, und die jeweiligen Programmschritte sind in hohem Maße voraussagbar. Hinter diesem Expertensystem steckt die Idee, das Wissen des Teams im BFTC besser zu vermitteln und expliziter zu machen.

Aus den „Ja"- und „Nein"- Antworten auf die gleiche erste Frage jeder Folge können wir ersehen, dass die beiden Sitzungen unterschiedlich aufgebaut werden und sich folglich unterschiedlich entwickeln werden. Es ist absehbar, dass der Therapeut am Ende der beiden Sitzungen *nicht* die gleiche Aufgabe geben wird: Im Fall A wurde eine bewusste Ausnahme beschrieben, auf der aufgebaut werden kann, wogegen in Fall B von keiner solchen Ausnahme berichtet wurde.

Die erfolgreiche bzw. erfolglose Suche nach Ausnahmen ist ein wesentlicher Punkt der Lösungstheorie: Hier entstehen durch unsere Beschreibungen zwei große Gruppen. Logischerweise müsste jeder weitere Fall, der bisher nach Schema A abläuft, den Therapeuten voraussagbar dazu veranlassen, eine Aufgabe aus derselben Klasse von Aufgaben zu wählen. Bei diesen beiden ähnlichen Fällen sollte sich aber jede gegebene Aufgabe sehr von derjenigen unterscheiden, die für einen Fall nach dem Leitschema B gestellt würde. Andernfalls macht die Theorie wenig oder überhaupt keinen Sinn.

Die Formulierung einer Theorie erfordert, dass die daraus resultierende Landkarte äußerst präzise sein muss. Es reicht nicht, dass ein Schritt *logisch* auf den anderen folgt: Diese Schritte müssen *voraussagbar* aufeinander folgen. Diese Art von Arbeit wurde zumeist im Labor vorgenommen, wo die Verhaltensweisen aller Beteiligten sehr eingeengt und manipuliert wurden (siehe z. B. Berger, Fisek, Norman a. Zelditch 1977). Die Therapiesituation ist jedoch relativ ungezwungen, was die Konstruktion einer solchen Theorie, die genau spezifiziert, was ein Therapeut im Einzelnen tut, erheblich erschwert.

Um Verwirrungen und Durcheinander zu vermeiden, muss man zunächst Klarheit über Expertensysteme schaffen. Ursprünglich waren sie ein Zweig der „Künstlichen Intelligenz", die dieselbe

Computer-Programmiersprache LISP verwendeten (siehe z.B. Winston a. Horn 1984). Die Bezeichnung „Künstliche Intelligenz" unterstellt, Programme oder Computer könnten tatsächlich „denken". Expertensysteme sind aber keineswegs die Verkörperung der legendären „Denkmaschinen". Sie sind lediglich in der Lage, strikt den Regeln des Programms zu folgen.[2]

Die Illusion des Denkens wird dadurch hervorgerufen, dass ein in LISP geschriebenes Programm zu lernen scheint, während es abläuft. Wenn der Benutzer zu einem bestimmten Zeitpunkt (Regel 110 weiter unten) eine Regel (mit einer spezifischen Folge, dem „Dann"-Teil) in Gang setzt und anschließend eine weitere Regel (mit einer anderen Folge; Regel 113 weiter unten) auslöst, kann dies im Ergebnis zu einer Modifizierung der Folge der ersten Regel führen. Dies heißt aber nicht, dass das Programm denken kann; es folgt lediglich „Wenn-dann"-Regeln, wobei das „dann" einer Regel zum „wenn" einer anderen wird. So kann ein Programm beispielsweise eine ganze Menge sich wechselseitig beeinflussender Regeln aufrufen, bevor es zu einer Schlussfolgerung kommt.

Es folgen die Regeln von Briefer I für Situationen, in denen der Therapeut dem Klienten bei der Beschreibung einer Ausnahme behilflich sein kann, die eine bewusste Änderung im Verhalten des Klienten bedeutet.

REGELN

(Regel 110

(falls (es eine bewusste Ausnahme gibt)

(der Klient sich im Klaren ist, was er weiterhin tun muss)

(er zuversichtlich ist, dies weiterhin tun zu können))

(dann (stelle die Aufgabe, mit dem Begonnenen fortzufahren)))[3]

[2] Im Gegensatz zu einer weit verbreiteten Vorstellung steckt weder Gott noch Beelzebub hinter dem Bildschirm eines Computers. Computer sind lediglich Maschinen, die strikt den Regeln des Programmierers folgen (d. h., mit stupiden Regeln kann man auch künstliche Dummheit erzeugen?).

[3] Eine in LISP geschriebene Regel von Briefer I sieht so aus:

```
(patom „Hat jemand bereits etwas unternommen? – d. h. – gibt es eine BEWUSSTE Ausnahme") (terpri) (terpri)
(setq response (read))
(cond {(equal response 'y)
(setq assertions (cons (es gibt eine bewusste Ausnahme) assertions)) (go four-A)}
{(equal response 'n)
(setq assertions (cons (es gibt keine bewusste Ausnahme) assertions)) (go five)}
{(equal response 'x) (go five)}
```

(Regel 111
(falls (es eine bewusste Ausnahme gibt)
(die Antwort auf die Wunderfrage mit dem Tun überein stimmt)))
(dann (stelle die Aufgabe, mit dem Begonnenen fortzufahren)))

(Regel 113
(falls (es eine bewusste Ausnahme gibt)
(der Klient nicht zuversichtlich ist, sie fortsetzen zu können))
(dann (stelle die Aufgabe festzustellen, was an den Situationen anders ist, in denen die Veränderung aufrechterhalten werden kann)))

Die erste Regel (110) legt fest: „falls es eine bewusste Ausnahme gibt" *und* der Klient sich darüber im Klaren ist, welche Verhaltensweisen dies erfordert, *und* zuversichtlich ist, sich entsprechend zu verhalten, *dann* sollte der Therapeut einfach vorschlagen, dass der Klient sich weiterhin so verhält. Dieser Gedanke wird dadurch verstärkt, dass die Antwort des Klienten auf die Wunderfrage (Regel 111) mit den Ausnahmen übereinstimmte, d.h., die gleichen Verhaltensweisen, die zur Ausnahme gehörten, werden als Teil der Lösung betrachtet. (Wäre die Antwort auf die Wunderfrage nicht konsistent gewesen, d.h., hätte sie nichts oder nur wenig mit dem Ausnahmeverhalten zu tun gehabt, dann wäre eine andere Regel angebracht, da der Klient die Ausnahmen, obwohl sie effektiv sind, nicht für lösungsrelevant hält.) Ferner ist der Therapeut der Ansicht, dass der Klient nicht zuversichtlich ist (Regel 113), weiterhin diese Verhaltensweisen an den Tag zu legen (was effektiv Regel 110 modifiziert), und deshalb schlägt das Expertensystem einen vorsichtigeren Ansatz vor, d.h., dem Therapeuten wird zu dem Vorschlag geraten, der Klient solle beobachten, was sich abspielt, wenn er in der Lage ist, sich der Ausnahme entsprechend zu verhalten. (Hätte der Therapeut geglaubt, der Klient sei zuversichtlich, dann hätte das Expertensystem zu dem einfachen Vorschlag geraten, „mit dem fortzufahren, was funktioniert" – Regel 110).

Natürlich ist hiermit weder die Interventionsplanung bzw. Interventionsauswahl erschöpft, noch stellt dies das gesamte Programm dar. Dieses Beispiel steht nur für einen kurzen Ausschnitt, der ausschließlich bewusste Ausnahmen behandelt. Andere Teilabschnitte behandeln spontane Ausnahmen sowie Fälle, bei denen keine Ausnahmen beschrieben werden. Jede dieser Regeln ist mit anderen verknüpft, und jeder dieser Abschnitte (bzw. jedes Bündel von Regeln) lässt sich als Entscheidungsbaum oder als Zweig eines größeren Entscheidungsbaums darstellen. Es gibt ganze Bündel von Regeln für jede der Entscheidungen in der Darstellung der ZENTRALKARTE (s. Kap. 6), d. h. Regeln für Ausnahmen beider Art, hypothetische Lösungen, vage beschriebene Beschwerden, Zuversichtlichkeit usw.

Die überwiegende Zahl der Regeln betrifft zwar die Form bzw. das Muster des Interviews (d. h. Fragen nach Ausnahmen etc.), aber es gibt auch Regeln, die sich mit anderen Überlegungen befassen.

ALLGEMEINE FRAGEN AUFGRUND ALLGEMEINER REGELN

Betrifft das Problem:

a) Elternteil und Kind,
b) Ehepaar,
c) Einzelperson,
d) Einzelperson und Abwesende,
e) andere?

- **Konnte der Therapeut den Klienten dazu bewegen, sich seinen nonverbalen Mustern („leads“) anzupassen?**
- **Tragen andere Individuen zum Problem bei?**
- **Gibt es zu viel Information?**
- **War der Anteil des Gesprächs, das sich um das Problem dreht, hoch im Vergleich zu dem, der sich mit der Lösung beschäftigt?**
- **Hatte der Therapeut Schwierigkeiten, das Problemgespräch hin zu einem Gespräch über Lösungsmöglichkeiten zu lenken?**
- **Ließ das Ehepaar einen Stuhl zwischen sich frei?**

Wenn beispielsweise das Paar einen Stuhl zwischen sich freilässt, wäre es für den Benutzer ratsam, sie in Bezug auf die Aufgabenstellung als Einzelpersonen anstatt als Einheit anzusprechen. Glaubt der Benutzer, es gebe „zu viel Information“, wird ihm geraten, zur nächsten Sitzung weniger Personen einzuladen.[4]

[4] Zuviele Personen sind zwar nicht die „Ursache“ für zu viel Information; jedoch ist es für den Therapeuten leichter, seine Beobachtungen besser zu rekapitulieren, wenn weniger Personen anwesend sind.

Das Expertensystem als Ratgeber für die Planung therapeutischer Interventionen wurde eingesetzt, um uns zu helfen, uns bei unseren Beobachtungen zu disziplinieren. Die Regeln, denen die Therapeuten (im BFTC) bei der Interventionsplanung folgen, wurden in das Programm integriert; und dies führte zu einer äußerst stringenten Theoriekarte, die weit mehr auf Vorhersagbarkeit basiert als auf logischen und heuristischen Faustregeln. Das Programm wurde als technische Sprache bzw. Methode eingesetzt, mit der die Phantasie, die Beobachtung und selbst die Logik diszipliniert werden können. Einfach ausgedrückt, wird die Theorie (in Kap. 6 als Landkarte dargestellt) als Computerprogramm in Form des Expertensystems dargestellt.

Dieses Expertensystem wurde als Forschungsinstrument für das Theoriekonstruktionsprojekt verwendet sowie für eine „Abstimmung" der Regeln auf eine Vielzahl von Fällen, um sowohl Bestätigung wie Nichtbestätigung der Nützlichkeit des Systems (und damit auch der Theorie) festzustellen. Es ist sowohl das Ergebnis disziplinierter Beobachtung als auch ein Instrument zur Disziplinierung der Beobachtung. Um ein Expertensystem zu entwerfen und aufzubauen, verbringt der Programmierer viele Stunden im Gespräch mit seinen Experten und stellt manchmal naive Fragen, um ihnen so ihre Beobachtungen in kohärenter Form zu entlocken. (Dieses Gebiet nennt sich „knowledge engineering" und die Unterhaltungen mit den Experten heißen „mining".)

Fallbeispiel 1: Eine komplette Sitzung

Ohne direkte Beobachtung, live oder per Videoaufnahme, ist es oft sehr schwer, sich vorzustellen, wie ein Therapeut die seiner Arbeit zugrunde liegende Theorie anwendet, und es entstehen häufig Missverständnisse. Das Transkript einer Therapiesitzung kommt einer direkten Beobachtung so nah wie es das gedruckte Wort erlaubt. Das Transkript eines Interviews liefert also das Rohmaterial für den Prozess der Erarbeitung einer Lösungstheorie. Als Anschauungsmaterial folgt eine Niederschrift einer ersten Therapiesitzung. Eingeschoben ist eine Konsultation des Expertensystems zu diesem Fall, begleitet von einigen wenigen erklärenden Kommentaren. An den Rat des Programms und die Regeln, auf die es sich hierbei stützt, schließt sich die tatsächlich mitgeteilte Intervention an.

Bevor ich die Klientin kennen lernte, kannte ich nur ihren Namen, ihre Adresse und ihre Telefonnummer, und ich wusste, dass sie überzeugt war, sie müsse mich sofort sehen. Dies ist das übliche Verfahren im BFTC, damit die Voreingenommenheit des Therapeuten auf ein Minimum beschränkt wird. (Eine Gruppe von Fortbildungsteilnehmern saß hinter dem Spiegel.)

Therapeut: Sie waren der Meinung, heute kommen zu müssen, und deshalb möchte ich gern wissen, woran Sie merken, dass es sich für Sie gelohnt hat, heute hierher zu kommen. Was muss für Sie dabei herauskommen, damit Sie wissen, dass es sich für Sie gelohnt hat?
Klientin: Ich muss einige Entscheidungen treffen und Pläne für mein weiteres Leben machen.
T: Heute?
K: Nun, ich dachte, es wäre wichtig, überhaupt ein paar Vorstellungen zu entwicklen, anstatt bloß weiter im totalen Chaos zu leben.
T: O. k.
K: Zumindest um irgendeine Richtung zu bekommen, selbst wenn sie nur vorläufig ist.
T: Welche Entscheidungen müssen Sie unbedingt heute treffen?
K: Nun, ich muss … Ich habe mich von meinem Mann getrennt, und mein Mann hatte ein Verhältnis. Vielleicht läuft die Sache immer noch. Mein Mann möchte sich mit mir versöhnen, aber ich glaube, dass er sich nicht sicher ist, ob er die andere Person aufgeben will oder was er will.
T: Natürlich wollen Sie, dass er sie aufgibt?
K: Hm, ich bat ihn darum, und er sagte, dass das etwas wäre, was er entscheiden müsste, und wenn er es nur täte, weil ich es so wollte, würde das später nur Probleme verursachen.
T: Und seither warten Sie darauf, dass er diese Entscheidung trifft?
K: Ja, ich glaube, ich weiß nicht, was ich jetzt tun soll … Ich habe …
T: (unterbricht) Aber welche Alternative haben Sie?
K: Meine Alternative ist, nichts zu tun und darauf zu warten.
T: Wie lange machen Sie das schon?
K: Erst ein paar Wochen.
T: Was ist die andere Möglichkeit?
K: Mein Leben weiterzuleben und ihn aus meinem Leben zu streichen. Oder mein Leben weiterzuleben und ihn zwar daran teilhaben zu lasssen, mein Leben aber nicht von ihm dominieren zu lassen. Noch etwas? Ich glaube, das ist alles.

T: Ihr Leben weiterleben, bedeutet das, ohne ihn?

K: Ohne ihn, ja … da weiß ich nicht mehr so ganz, was ich tun soll, weil es hart für mich ist, dass er mir etwas bedeutet und mich gleichzeitig in dieses Dilemma bringt. Ich frage mich, ob es nicht einfacher ist zu versuchen, dass er mir völlig gleichgültig wird, gar nicht erst zu versuchen, mir überhaupt eine Zukunft mit ihm vorzustellen. Oder zu versuchen, es zu nehmen, wie es kommt, und gleichzeitig ein Leben für mich allein aufzubauen.

T: Wie viel bedeutet er Ihnen?

K: Oh, das ändert sich fortwährend.

T: O. k., und heute? Wie sauer sind Sie auf ihn?

K: Nicht besonders. Bestimmt nicht, ich fühle mich okay. Aber er, er wird zu mir kommen und sagen: „Lass uns ausgehen und irgendetwas Schönes unternehmen. Ich liebe dich. Ich werde diese andere Person nie mehr wiedersehen. Wir werden jetzt anfangen, unser Leben gemeinsam aufzubauen." Dann gehen wir aus. Zwei Tage später ruft er an und sagt: „Tja, ich weiß nicht so genau, ob ich sie nicht doch noch weiter sehen will." Und das macht er alle paar Tage mit mir.

T: Und Sie sind dann so stocksauer auf ihn, wie man nur sein kann?

K: Genau. Dazwischen bin ich hin- und hergerissen, ob ich ihm glauben soll oder nicht. Er sagt z. B.: „Also, wenn du ausgehst, wird mich das von dir entfremden", wissen Sie, oder zwei Tage später sagt er dann: „Warum gehst du nicht aus?" Sie wissen schon, er meint das sehr …, er meint nicht „eine Verabredung mit jemandem" oder so etwas. Er meint „geh einkaufen" oder „geh mit einer Freundin essen". Ich glaube, er will …

T: (unterbricht) Er will das eine, ohne das andere zu lassen.

K: Genau das will er.

T: Das ist nicht sehr fair.

K: Nein.

Konsultation von Briefer I, Teil 1

Dieses Programm soll bei der Formulierung einer Aufgabe für die erste Sitzung helfen. Bitte beantworten Sie folgende Fragen mit J für Ja und N für Nein bzw. mit X für Unentschlossen oder Nichtzutreffend. Wenn ausführlichere Antworten nötig sind, fassen Sie sich bitte kurz und setzen Sie keine Satzzeichen. Danke, dass Sie sich die Zeit nehmen, Briefer zu konsultieren. Wir hoffen, der Ratschlag ist von Nutzen.

Wie heißt der Fall?
Entscheidungen
Was ist das Problem nach Ansicht des Therapeuten? Geben Sie notfalls eine vage Beschreibung.
Wie auf einen treulosen Ehemann reagieren
Würde der Klient auch sagen, dass dies das Problem ist?
Ja
Bitte beantworten Sie die folgenden Fragen mit a, b, c usw.
Betrifft das Problem:
a) Elternteil und Kind,
b) Ehepaar,
c) Einzelperson,
d) Einzelperson und abwesende Dritte,
e) andere?
Antwort „c" wurde gewählt, weil die Klientin darüber klagt, wie sie reagiert, und sagt, sie wolle das ändern. Wenn sie sich über ihren Mann beklagen würde und ihn ändern wollte, wäre „d" die Antwort gewesen. Auf die gleiche Art und Weise wurde entschieden, wie die Beschwerde am besten zu beschreiben wäre.

T: Wie geht es Ihnen an den Tagen, an denen Sie nicht stocksauer sind?
K: Ich fühle mich elend. Nicht mal wütend.
T: Warum?
K: Zuerst war ich wütend. Als ich es herausbekommen hatte, war ich zwei Wochen lang total hasserfüllt.
T: Klar.
K: Bis ich so voller Hass war, dass es …, dass ich mir sagte, ich kann den Hass nicht mehr aushalten. Ich kann mit diesen schrecklichen Hassgefühlen nicht mehr leben. Ich fühlte mich nur noch unglücklich. *Also war es besser, irgendwie nichts zu sein.*

Die kursiv gesetzte Aussage ist ein Hinweis darauf, dass sie mit der Beschreibung einer Ausnahme beginnt: Sie hatte einen Entschluss gefasst, wie sie ihre Reaktion in den Griff bekommen könnte. Ich begann, die potenzielle Brauchbarkeit zu explorieren.

T: Sie entschieden sich also dafür, nichts zu fühlen? Das ist gut, das hört sich nach einer klugen Entscheidung an. Wie leicht ist es denn?
K: Schwer.

T: Hm, (lange Pause) wie schwer?
K: Sie meinen, nichts zu fühlen?
T: Ja.
K: Also, in Wirklichkeit stimmt das nicht, weil ich mich sehr verletzt fühle, das aber nicht durch Wut ausdrücke. Ich fühle nur Schmerz.
T: Und das ist leichter für Sie als Hass?
K: Ja, viel leichter als Hass und Schmerz gleichzeitig, wie vorher. Ich meine, es ist halt da, deshalb ist die Frage, was man sonst noch damit anfangen kann.

Dies schien eine Sackgasse zu sein, deshalb wandte ich mich wieder der Klärung der Beschwerde und der Suche nach Ausnahmen zu.

T: Also, wie ich das sehe, ist die Alternative, sich allmählich unabhängig zu machen und ihn von dem, was noch vor Ihnen liegt, irgendwie auszuschließen.
K: Hm, hm.
T: Das ist also die eine Möglichkeit: ihr Leben allein zu leben. O. k., die zweite Möglichkeit besteht im Wesentlichen darin, so wie bisher weiterzumachen …
K: (unterbricht) Nein.
T: Bloß darauf zu warten, dass er sich entscheidet.
K: (unterbricht) Nein, das wäre eher so, dass ich z.B. ausgehe und das tue, wozu ich Lust habe, und wenn ich ihn sehen will, sehe ich ihn. Wenn ich ihn nicht sehen will, sehe ich ihn nicht. Aber er will meine Entscheidung kontrollieren.
T: Das heißt, Sie leben Ihr eigenes Leben, lassen aber Platz für ihn. Tja, und die dritte Alternative ist, so weiterzumachen.
K: Stimmt.
T: Was, denke ich, nicht funktioniert, da Sie ja heute hier sind.
K: Nein, so kann ich nicht weitermachen.

Die potenzielle Ausnahme hat sich unerwartet in einen Teil der Beschwerde verwandelt. Die Suche geht weiter.

T: O. K., das können wir abhaken. Gibt es eine vierte Alternative?
K: Wieder zu ihm zurückzugehen.
T: Zu seinen Bedingungen oder zu Ihren?
K: Ich weiß nicht.

T: Wieder zusammen zu sein, heißt das, dass er ihr den Laufpass gegeben hat?
K: Ja.
T: O. K. Zu Ihren Bedingungen also. Gibt es noch eine fünfte? Gut, schauen wir uns einmal die vierte an. Er sagt, er weiß nicht (unverständlich), diese Sache mit seiner Freundin …
K: Aber er sagt, es ist nicht wegen seiner Freundin, er sagt, es ist meinetwegen. Seit ich herausbekommen hätte, dass er dieses Verhältnis hat, wäre ich verändert.
T: Natürlich.
K: Er glaubt also, wenn er nicht …
T: (unterbricht) Sie sollten sich also nicht ändern?
K: Er glaubt, ich würde wieder so werden wie früher. *Er meint, ich sei netter, seit er die Affäre hat, und dass, wenn er … Ich weiß nicht, er meint, wenn er sie sausen ließe, würde ich wieder so werden wie vorher, „nicht nett" eben, dann hätte er niemanden.*

Der kursiv gesetzte Text ist vielleicht eine potenzielle Ausnahme, die zu erforschen sich lohnt.

T: Ja, sicher. Tja …
K: (unterbricht) Darum geht es also.
T: Ich verstehe. Sind Sie auch der Meinung? Waren Sie netter?
K: Ich habe mich verändert … Ich habe mich in mancher Beziehung
verändert, das stimmt.
T: „Netter?"
K: Ein bisschen.
T: Sollte er, von seinem Standpunkt aus, seine Freundin behalten, bis Sie vollkommen nett sind?
K: Nun, er weiß, dass es so nicht weitergehen kann. Ich bin mit meinem „Nettsein" inzwischen am Ende, ich meine, es geht so nicht weiter.
T: Sie glauben, das es nichts bringt?
K: Nein.

Eine weitere potenzielle Ausnahme ist wiederum zu einem Teil der Beschwerde geworden.

T: O. K. Also, wie soll er wissen, dass Sie „nett genug" sind, damit er seine Freundin sausen lassen kann?

K: Weiß ich nicht. Das ist sein Dilemma.
T: Hm, hm, was macht er diesbezüglich?
K: Nun, er sagt, dass er sie zurzeit nicht sieht, aber dass er mir nicht traut! Das ist ja das Verrückte, er traut mir nicht, und dabei ist er doch derjenige, der ein Verhältnis hatte. Ich meine, das ist einfach verrückt. Wie kann er mir nicht trauen, wenn, Sie wissen schon …
T: Vielleicht glaubt er, wenn er das Recht dazu hat, haben Sie es auch.
K: Wenn er das Recht dazu hat?
T: Ein Verhältnis zu haben, haben Sie es auch.
K: Sie meinen, er will, dass ich auch eine Affäre habe?
T: Nein, nein, nein. Davor hat er Angst.
K: Also, das würde er niemals wollen!
T: O. K., zum jetzigen Zeitpunkt zueinander zurückzugehen scheint also nicht möglich. Gibt es eine fünfte Alternative? (Lange Pause.) Nun, wir werden uns eine überlegen. Möglicherweise gibt es eine, normalerweise gibt es immer eine.

Erfahrungsgemäß ist die Schwierigkeit, eine Entscheidung zu treffen, darauf zurückzuführen, dass die Person keine Alternative findet, die positiver wäre als die übrigen. Deshalb lässt eine „leere Alternative", d. h. eine, die nicht näher bezeichnet ist, nicht nur Platz für Kreativität, sondern auch für den Zufall.

T: Sie wollen also sagen, dass das, was Sie gemacht haben, nicht funktioniert, und deshalb wollen Sie damit aufhören. An diesem Punkt können wir sehen, dass es vier oder fünf mögliche Wege gibt, die Sie einschlagen könnten. Erstens: Sie leben ihr Leben allein weiter und klammern ihn aus. Zweitens: Sie leben ihr Leben allein weiter und räumen ihm einen Freiraum ein und bringen ihre Beziehung wieder in Gang. Drittens: Sie arbeiten irgendwie daran, wieder zusammenzukommen. Viertens …
K: Hm, hm.
T: O. K.
K: Er glaubt, die zweite und dritte Möglichkeit sind gleich.
T: Wie das?
K: Weil er glaubt, dass ich … Er hat mir nicht gesagt, dass er nicht mehr ausgehen wird oder dass er, wenn wir wieder zusammen wären, nicht mehr ausgehen würde. Nicht, dass er nicht mit dieser Frau

ausgeht, sondern bloß, dass er vielleicht bis um drei Uhr morgens einen trinken geht, oder was immer …
T: (unterbricht) Hat er so was gemacht?
K: Nun ja. Ach, ich weiß nicht, vielleicht war er damals auch überhaupt nicht einen trinken. Ich weiß bloß, was er nicht getan hat, aber er meint, ich solle zwar ausgehen, nur will er nicht, dass ich das Gleiche tue wie er.
T: Richtig. Die Hauptentscheidung ist also, welchen Weg Sie einschlagen wollen. Was für einen Unterschied wird das machen?

Zu diesem Zeitpunkt beschloss ich herauszufinden, woran Sie merken wird, dass das Problem gelöst ist. So können wir vielleicht eine brauchbare Ausnahme oder eine hypothetische Lösung finden, auf der wir aufbauen können.

K: Es gibt mir das Gefühl, organisiert zu sein. Ich gehe in eine bestimmte Richtung. So als hätte ich das, was ich mache bzw. entscheide, besser im Griff. Nicht alles gesagt zu bekommen, manipuliert zu werden oder so. Es geht darum zu entscheiden, ich will dies und du tust, was du willst. Das konnte ich nicht.
T: Nehmen wir mal die erste Alternative. Es alleine zu schaffen. Und ein halbes Jahr nach dieser Entscheidung, ich meine, heute in sechs Monaten, was sehen Sie da in dieser Richtung?
K: (lange Pause) Struktur …
T: Was sonst noch?
K: Ich glaube einfach, dass mein Leben nach irgendeinem Muster verlaufen würde, nicht, dass ich unbedingt glücklich wäre, aber doch, dass mein Leben geplant sein wird. Ich würde genau wissen, was ich tue, weil mir kein anderer in meine Pläne reinreden würde. Deshalb hätte ich meine Situation völlig unter Kontrolle. Ich würde mein Leben im Griff haben, es planen und organisieren und …
T: (unterbricht, unverständlich) O. K. Und bei der zweiten Möglichkeit, ihr Leben allein weiterzuleben, aber Platz für ihn zu lassen, was sehen Sie da in einem halben Jahr? Was ist anders?
K: Meine Entscheidungsfreiheit wird beeinträchtigt. Ich verliere die Kontrolle über die Situation.
T: Also: Ihr Leben allein zu leben, aber Platz für ihn zu lassen, bedeutet weniger Kontrolle für Sie.
K: Stimmt.

T: Und was ist mit der Alternative, wieder zusammenzusein, was ist dann in einem halben Jahr?

K: (lange Pause) Ich weiß es nicht. Ich weiß nicht, ob überhaupt etwas wieder aufgebaut werden kann. Ich weiß nicht, ob ich das, was ich vorher durchgemacht habe, nochmal durchmachen könnte ... das war (unverständlich), realistisch gesehen. Das würde ich gerne. Ich weiß nicht, da müsste viel passieren, damit das wieder klappt.

T: Angefangen damit, dass er die andere völlig aus seinem Leben streicht.

K: Ganz bestimmt.

T: Das ist das Erste, was bei dieser Alternative passieren muss. Und bis er das tut, bleibt diese Alternative rein hypothetisch.

K: Richtig.

T: Und im Augenblick scheint er keine Neigung dazu zu verspüren.

K: Er sagte, er würde sie nicht mehr sehen, aber er lässt es irgendwie offen, wie z. B., nun ja, „ich könnte sie ja ganz zufällig auf der Straße treffen".

T: Versprechungen sind das Papier nicht wert, auf dem sie geschrieben sind. Also, bis Sie davon überzeugt sind, dass er sie rauswerfen wird, solange ist sie noch da.

K: Sie ist immer noch da, da gibt es gar keinen Zweifel.

T: Der einzige Weg, der bisher einigermaßen annehmbar scheint, ist, Ihr Leben allein in die Hand zu nehmen. Die Dinge unter Kontrolle zu haben. Die übrigen Möglichkeiten sind kein bisschen anders als das, was Sie jetzt haben und was Ihnen nicht passt.

K: (lange Pause) Das stimmt. Die zweite Möglichkeit wäre anders, wenn ich mich gefühlsmäßig abhärten könnte. Das wäre dann so, als würde ich ein Doppelleben führen, aber ich weiß nicht, ob ich das kann.

T: Das bedeutet allerdings Einiges, weniger Kontrolle, wenn Sie so wollen. So viel Kontrolle behalten, wie Sie können – das ließe sich machen. Wir alle wissen Bescheid über Glück und Pech, über diese und jene Zufälle (unverständlich). Es gibt nur so viel Kontrolle, wie Sie vernünftigerweise erwarten können. Die dritte Möglichkeit ist jenseits Ihrer Kontrolle.

K: Ja.

T: Ich meine, er muss anfangen.

K: Stimmt.

T: Bleibt also die Entscheidung für eins oder zwei. Welche Rolle soll er spielen? Was würde das bringen?

K: (lange Pause) Nun, es wäre insofern leichter, als er ein Teil meines Lebens wäre. Ich würde nicht völlig ignoriert werden. Ich müsste nicht noch einmal ganz, ganz von vorne anfangen.
T: Das Gefühl, dass er irgendwie Teil Ihres Lebens ist, wie wichtig ist das?
K: Es ist wichtig, und das verstehe ich eben nicht! Es ist verrückt, und ich meine, es ist verrückt, dass ich das glaube.
T: Wie lange sind Sie schon verheiratet?
K: Zehn Jahre.
T: Es ist reine Gewohnheit, nichts anderes, die ihn zu einem Teil Ihres Lebens macht.
K: (unterbricht) Stimmt.
T: Aber wie wichtig ist er denn? Wie wichtig ist es, dass er ein Teil Ihres Lebens ist?
K: Ich weiß nicht, ob es wichtiger ist als Ausgeglichenheit. Das versuche ich ja gerade abzuwägen. Ich weiß nicht, welche Lösung wirklich innere Ruhe bedeuten würde, oder wie es klappen soll.
T: Na ja, solange Sie das tun, was gut für Sie ist.
K: Meinen Sie?
T: So funktioniert das.
K: Hmmm.
T: Entscheiden Sie einfach, was gut für Sie ist. Bisher sieht es so aus, als wäre Nummer eins gut für Sie. Mit zwei spielen wir noch, stimmts? Ich weiß nicht, ob zwei gut für Sie ist. Was würde es bringen, wenn er in Ihrem Leben eine Rolle spielen würde?
K: Ich wäre nicht allein, und ich scheine ein unbestimmtes Bedürfnis zu haben, mit ihm zusammenzusein, aber es ist ein schmerzhaftes Bedürfnis.
T: Das verwirrt mich immer noch ein wenig.
K: (lacht) Mich auch.
T: O. K. Drücken wir es mal so aus: Wenn man Sie, sagen wir mal in drei Monaten, mit einer versteckten Kamera beobachtete, wie würde man herausbekommen, ob Sie sich für Nummer eins anstatt Nummer zwei entschieden haben? Was wäre der Unterschied? Oder wenn Sie sich für die zweite Alternative anstelle der ersten entschieden hätten? Worin läge der Unterschied?
K: Weil ich bei zwei wieder bei ihm landen würde und bei eins nicht.
T: Richtig. Wie wichtig ist das? Zurück zu der Frage!
K: Ich weiß nicht, ob die Dinge sich ändern können. Ich weiß nicht, ob ich noch einmal vertrauen kann.

T: Also ist es ein Glücksspiel.
K: Ja, es ist ein Glücksspiel.
T: Wie groß ist das Risiko?
K: Ich würde das Risiko eingehen, wenn ich davon überzeugt wäre, dass ich dabei nicht meinen Verstand verlieren würde.

Sie bleibt tatsächlich zwischen dem **Entweder-Oder** ihrer Konstruktion gefangen, d. h. **entweder** die Kontrolle zu haben **oder** unter Kontrolle zu stehen und **entweder** mit ihm zusammenzubleiben **oder** ohne ihn zu leben. Man könnte das Problem aber auch anders angehen und die Entweder-oder-Konstruktion durch eine Sowohl-als-auch-Konstruktion ersetzen.

T: Ich glaube, das habe ich begriffen. Wie wäre das möglich?
K: Nun, wenn ich anstelle einer solchen, wenn ich einfach in der Lage wäre, eine lockere Beziehung anstelle einer so intensiven Beziehung zu entwickeln.
T: Wie gut können Sie sich verstellen?
K: Nicht besonders.
T: Gut genug, um ihn zu täuschen.
K: Ja.
T: O. K., also ist es auch für Sie möglich, das eine zu tun, ohne das andere aufzugeben. Das heißt, Sie könnten Ihr Leben allein weiterleben, aber so tun, als ließen Sie Platz für ihn, für den Fall, dass er sich ändert.
K: Hm, ja.
T: Und mittlerweile machen Sie Pläne, als ob er nicht Teil Ihres Lebens wäre.
K: Verstehe.
T: Wenn Sie beides kombinieren …
K: (unterbricht) Genau.
T: Tun Sie so als ob, gerade so viel, dass er glaubt, er würde in Ihrem Leben noch eine Rolle spielen, und wenn er sich ändert – dann ändern Sie einfach Ihre Pläne. Ergibt das einen Sinn?
K: Ja.
T: Und Sie können das?
K: Ich möchte das können.
T: Was ist dazu nötig?
K: Mehr Selbstvertrauen.

T: Wo werden Sie das kaufen? Woher kriegen Sie das?
K: Nur dadurch, dass ich mich dazu bringe, etwas zu tun.
T: Wie gut können Sie das? Sie wissen, wie es geht.
K: Ja.
T: Was müssen Sie sonst noch tun?
K: Ich weiß es nicht.
T: Angenommen, er würde dort drüben sitzen, und wir würden ihn fragen. Was würde er sagen?
K: Dass ich bei ihm bleiben soll.
T: O. K., und Sie wollen das auch. Also, was müssen Sie tun, um bei ihm zu bleiben, damit es auch für Sie etwas bringt?
K: Ich müsste mich von ihm lösen, denn wenn ich das nicht tue, wird es nicht klappen.
T: Richtig.
K: Er müsste einfach nur irgendjemand sein, wie irgendwelche anderen Leute, die ich treffe …
T: O. K.
K: Und das heißt, ich dürfte keine ..., ich hätte keine Erwartungen an ihn.
T: Also, wenn er ...
K: (unterbricht) Ich hätte mich geschützt.
T: Genau. Also, wenn er anruft und sagt: „Gehst du mit zum Footballspiel?", dann sagen Sie: „Tut mir leid, ich habe etwas anderes vor."
K: Hm, hmmm.
T: So bleiben Sie auf Distanz. Oder Sie rufen ihn an und laden ihn zum Essen ein, wenn Ihnen danach ist.
K: Die Sache ist die: Es besteht das Risiko, dass er zu seiner Freundin zurückgeht, obwohl ich es ja nicht glaube.
T: Und das wollen Sie nicht.
K: Nein.
T: Was müssen Sie sonst noch tun, um ihn davon zu überzeugen, dass es in Ihrem Leben Platz für ihn gibt? Was müssen Sie noch machen?
K: Ihm entgegenkommen ...
T: (unterbricht) Wie zum Beispiel?
K: *Nicht sauer werden, das wäre absolut toll. Nicht sauer werden wegen irgendetwas und ihm dann sagen, dass er ein Lackaffe ist.*
T: Das haben Sie also zu ihm gesagt, bevor Sie sich trennten?
K: Dauernd.

T: Das gehört demnach zum „Nettsein", ihm nicht zu sagen, dass er ein Lackaffe ist.
K: Stimmt.

In diesem Zusammenhang könnte es sich als brauchbare Ausnahme herausstellen, ihn nicht als Lackaffen zu titulieren.

T: Wie wollen Sie das machen? Wie wollen Sie verhindern, dass Sie wieder rückfällig werden und ihn wie gehabt einen Lackaffen nennen, wenn er einer ist?
K: Wenn ich mich innerlich von ihm gelöst hätte, würde ich das nicht tun.
T: Genau.
K: Ob er ein Lackaffe ist oder nicht, spielt keine Rolle.
T: Wie schwer wird es sein, ihn nicht einen Lackaffen zu nennen, wenn er einer ist?
K: *Ich weiß es nicht. Ich hab das die letzten paar Wochen geschafft, und es scheint zu funktionieren.*

Hier haben wir eine brauchbare Ausnahme, auf der sie aufbauen kann, eine, die – möglicherweise – für sie und für beide einen Unterschied macht.

T: O. K., diesen Teil des „Nettseins" wollen Sie also beibehalten?
K: Ja.
T: Alles klar. Wollen Sie heute sonst noch über irgendetwas sprechen, bevor ich zur Besprechung mit dem Team gehe?
K: Ja, eine Frage ist, dass er mich fragen wird, was ich mache und so, und ich nicht weiß, ob ich ihm sagen soll, was ich mache, oder ob ich überhaupt nichts sagen soll.
T: Was für einen Unterschied würde das Ihrer Meinung nach machen?
K: Er wird mir keine Ruhe lassen. Ich bin es nicht gewohnt, dass mein Leben von seinem getrennt ist, deshalb weiß ich nicht, wie viel ich teilen soll und wie viel nicht.
T: Verstehe. Vielleicht nutzen Sie die Zeit, darüber nachzudenken, während ich kurz mit dem Team spreche, und dann bin ich in etwa fünf oder zehn Minuten wieder zurück.
K: Einverstanden.

Hat jemand bereits etwas unternommen – d. h., gibt es eine BEWUSSTE Ausnahme?
Nein
Gibt es SPONTANE Ausnahmen vom Problemschema oder bezüglich der Wahrnehmung des Problemschemas?
Ja

Sobald eine Ausnahme festgestellt ist, stellt das Programm Fragen nach der Art der Ausnahme.

Kann die Ausnahme in Verhaltensbegriffen definiert werden?
Ja
Fand die Ausnahme kürzlich statt?
Ja
War die Ausnahme Lösung eines anderen Problems?
Nein
Scheinen die Ausnahmen zufällig aufzutreten?
Ja
Ist dem Klienten klar, was er tun muss, damit sich diese Ausnahme wiederholt?
Nein
Ist er zuversichtlich, dass die Ausnahme wiederholt werden kann?
Nein
Wurde die Wunderfrage gestellt?
Nein

Es wurden jedoch andere Fragen in der Absicht gestellt, Ziele zu setzen und zu erarbeiten, wie wir merken, wann das Problem gelöst ist. Die oben genannte Frage bezieht sich allerdings speziell auf die Wunderfrage.

Das Programm fährt dann mit einigen allgemeinen Fragen fort, die vor allem auf die Art der Beziehung abzielen, die sich zwischen Therapeut und Klient entwickelt.

Die Programmstruktur ist als Flussdiagramm dargestellt, welches illustriert, was nach jedem „Ja" und „Nein" des Therapeuten in Erwägung gezogen wird. Wenn es z. B. vor der Sitzung keine Veränderungen und keine Ausnahmen gegeben hat, stellt das Programm

Fragen nach hypothetischen Lösungen. Diese Fragen werden jedoch nicht gestellt, wenn es Ausnahmen gegeben hat.
Waren andere Personen anwesend?
Nein
Konnte der Therapeut den Klienten dazu bewegen, nonverbalen „leads“ zu folgen?
X

Dies war für eine bejahende Antwort nicht deutlich genug.

Reagierte der Klient auf den Spiegel anstatt auf andere Reize im Raum?
Nein

Hätte der Kient auf den Spiegel reagiert, dann würde die Interventionsmitteilung so formuliert, als käme sie ausschließlich vom Team.

Nickte der Klient im Verlauf der gesamten Sitzung mit dem Kopf und zeigte so nonverbale Zustimmung?
X
Ist der Klient stets anderer Meinung als der Therapeut?
Nein
Tragen andere Personen zum Problem bei?
Ja

In diesem Fall und bei dieser Sachlage kann man sagen, dass der Ehemann aufgrund seines nicht voraussagbaren Verhaltens (und des Status seiner Freundin) dazu beiträgt, dass die Klientin nicht mehr weiß, wie sie sich in dieser Situation verhalten soll.

Fehlt jemand bei dieser Sitzung, der für die Lösung offensichtlich erforderlich ist?
Nein
Haben Sie das Gefühl, der Klient würde womöglich eine Verhaltenshausaufgabe nicht machen?
Nein
Haben Sie das Gefühl, der Klient würde eventuell eine Beobachtungshausaufgabe nicht machen?
Nein

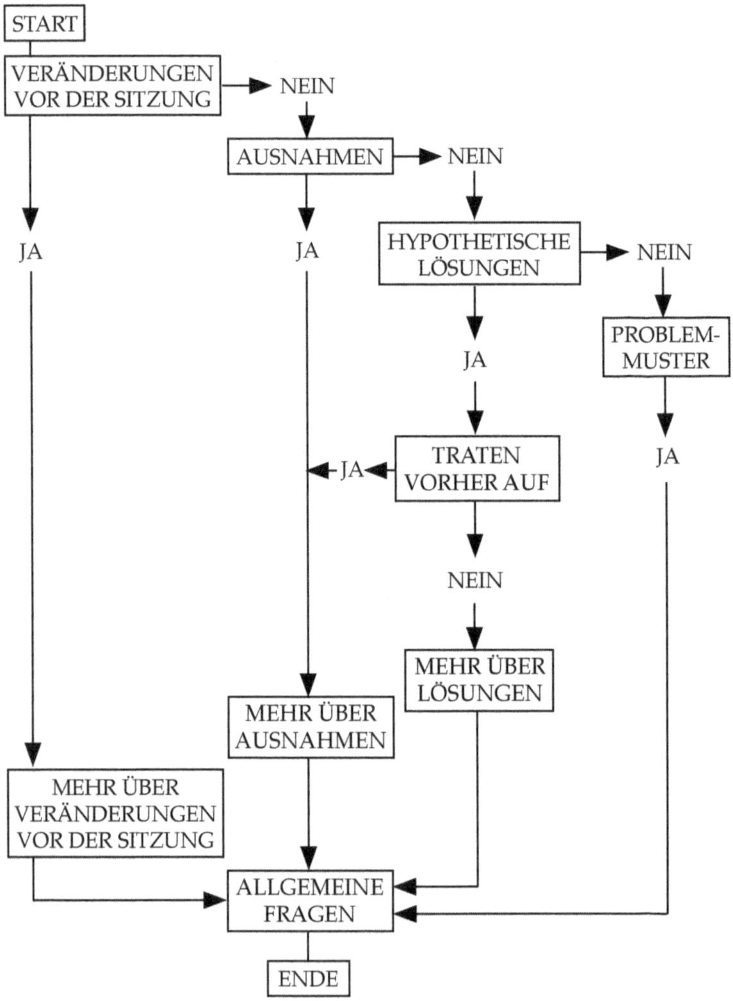
START
VERÄNDERUNGEN VOR DER SITZUNG
NEIN
AUSNAHMEN
NEIN
JA
JA
HYPOTHETISCHE LÖSUNGEN
NEIN
JA
PROBLEM-MUSTER
TRATEN VORHER AUF
JA
JA
NEIN
MEHR ÜBER LÖSUNGEN
MEHR ÜBER AUSNAHMEN
MEHR ÜBER VERÄNDERUNGEN VOR DER SITZUNG
ALLGEMEINE FRAGEN
ENDE

Hier nun braucht das Programm etwas Zeit, um die Antworten den Regeln zuzuordnen. Sobald eine Antwort auf eine Frage eine bestimmte Regel aufruft, entfallen andere Regeln.

Konsultation von Briefer I: Ratschlag

Vorschlag nach Regel 200: Es gibt eine brauchbare Ausnahme.
Vorschlag nach Regel 203: Beziehen Sie Voraussage, Münze werfen oder den Zufall als Teil der Aufgabe ein.
Vorschlag nach Regel 204: Beziehen Sie Voraussage, Münze werfen oder den Zufall als Teil der Aufgabe ein.
Vorschlag nach Regel 212: Geben Sie die Aufgabe, darauf zu achten, was passiert, wenn die Ausnahme vorkommt.
Vorschlag nach Regel 213: Geben Sie die Aufgabe festzustellen, was anders ist, wenn Ausnahmen vorkommen.
Vorschlag nach Regel 589: Ziehen Sie eine Ausnahme in Erwägung, mit welcher der Beitrag Dritter zum Problem des Klienten unterbunden wird.

Wenn kein anderer brauchbarer Rat gegeben wurde, verwenden Sie die Standardaufgabe (FFST) der ersten Sitzung.
Falls der gleiche oder ein ähnlicher Rat von zwei Regeln gegeben wurde, wird dieser stark empfohlen.

Möchten Sie den vollen Wortlaut der aufgerufenen Regeln sehen?
Ja
(Regel 200
(falls (es eine Ausnahme gibt)
(die Ausnahme in Verhaltensweisen beschrieben werden kann)
(die Ausnahme kürzlich vorgekommen ist))
(dann (gibt es eine brauchbare Ausnahme)

(Regel 203
(falls (es eine Ausnahme gibt)
(die Ausnahmeverhaltensweisen zufällig vorkommen))
(dann (Voraussagen, Münze werfen oder den Zufall als TEIL der Aufgabe einbeziehen)))

(Regel 204
(falls (es eine brauchbare Ausnahme gibt)

(das Ausnahmeverhalten rein zufällig vorkommt))
(dann (Voraussagen, Münze werfen oder den Zufall als TEIL der Aufgabe einbeziehen)))

(Regel 212
(falls (es eine brauchbare Ausnahme gibt)
(der Klient nicht genau weiß, was er tun muss))
(dann (die Aufgabe stellen aufzupassen, was passiert, wenn die Ausnahme vorkommt)))

(Regel 213
(falls (es eine brauchbare Ausnahme gibt)
(der Klient nicht zuversichtlich ist, das Nötige tun zu können))
(dann (die Aufgabe stellen festzustellen, was an den Situationen anders ist, wenn die Ausnahmen vorkommen)))

(Regel 589
(falls (Einzelperson)
(andere Personen zum Problem beitragen))
(dann (eine Aufgabe in Erwägung ziehen, mit der der Beitrag anderer zum Problem des Klienten unterbunden wird)))

Mitteilung der Intervention

T: Wir sind da ja sicher einer Meinung, dass die Richtung, die Sie einschlagen werden, nämlich Ihr Leben allein zu leben und so zu tun, als würden Sie Platz für ihn lassen, die brauchbarste Alternative ist, und ich glaube ebenso wie Sie, dass dies eine gute Entscheidung ist. Was nun Ihre Frage angeht, eine verdammt gute Frage übrigens, wir denken, es ist ziemlich klar, dass Sie – wenn Sie mal selbst drüber nachdenken – soweit es ihn betrifft, so durcheinander sind wie vorher, vielleicht sogar noch mehr. Sie können das ewig so hinziehen oder so lange, bis er sich eindeutig verhält. Sehen Sie das auch so? Gut. (Lange Pause.) Wir denken, es ist nötig, dass Sie nicht nur sagen, dass Sie verwirrt sind, sondern diese Rolle auch überzeugend spielen, z. B. wenn er anruft und etwas mit Ihnen unternehmen will, was hin und wieder vorkommen wird.
K: Ja.
T: Sie sollten eine Münze werfen: Kopf = Ja, Zahl = Nein. Auch wenn Ihnen danach ist, „Ja“ zu sagen, aber Zahl oben liegt, sagen Sie „Nein“.

Das gibt Ihrer Stimme dann eine gewisse Schärfe, und wenn er dann fragt: „Warum nicht?“, könnte ihre Erklärung folgendermaßen lauten: „Ach, ich weiß nicht, ich bin gerade so durcheinander, und mir ist einfach nicht danach.“ Danach, aber nicht öfter als zwei- bis dreimal alle paar Wochen – etwas unregelmäßig, damit er nicht weiß, wann – rufen Sie ihn an. Solange Sie hierbei die Kontrolle behalten und Sie entscheiden, wann dieses „zufällige“ Ereignis stattfinden soll, rufen Sie ihn ruhig an und laden ihn irgendwohin zum Kaffee ein oder so. Tun Sie es aber nicht zu oft, Sie müssen da irgendwie ein Gefühl dafür bekommen, nicht zu oft, aber auch nicht zu selten. Noch einmal, wenn er das Ganze nicht durchschauen kann, wenn er das Muster nicht kapiert, ist das ein weiterer Beweis dafür, dass Sie immer noch verwirrt sind. Sie möchten, dass er das glaubt, selbst wenn Sie gar nicht mehr durcheinander sind. Sie möchten, dass er das annimmt, weil das die einzige Chance für Sie ist, dass er sich entwickelt und dass Sie beide klarkommen. Die einzige Chance ist, dass er die Sache beendet, zurückkommt und mit Ihnen neu anfängt. Andernfalls müssen Sie aufhören, so zu tun als ob, und Ihr Leben allein in die Hand nehmen. Okay, hören wir hier auf. Ich glaube nicht, dass wir eine weitere Sitzung zu vereinbaren brauchen, um zu sehen, wie es läuft.

K: Ich fühle mich schon viel besser.

T: Tja, dann viel Glück.

K: Vielen Dank. Es hat mir wirklich geholfen. Nochmals vielen Dank.

Diese Intervention gibt ihr eine Handhabe, um ihre Reaktionen und damit auch ihre Situation besser in den Griff zu bekommen. Sie weiß jetzt, wie sie mit ihm umgehen soll, und zusätzlich besteht eine Chance, dass sich seine Art, sie zu behandeln, ändert (da ihr Verhalten unberechenbarer wird). Ferner besteht die Möglichkeit, dass so beiden geholfen wird, wieder zueinander zu finden, falls dies letztendlich ihre Entscheidung sein sollte.

Die Erprobungsphase

Die Regeln des Programms haben sich für diesen Fall als ausreichend erwiesen: Der Rat des Programms ähnelte der tatsächlich gegebenen Intervention. Hätte es eine Abweichung zwischen dem Rat und der tatsächlichen Intervention gegeben, so müsste der Benutzer den Input auf Korrektheit überprüfen, bevor er den Schluss ziehen dürfte, die Regeln seien nicht ausreichend.

Ziel des „Tests" ist es herauszufinden, wie gut die Regeln des Programms auf die Fakten des realen Falls abgestimmt sind. Passt der Rat nicht, ist eventuell das Programm samt Regeln für diesen Fall oder diesen „Typ von Fall" unzureichend. Die Überprüfung der Regeln kann schlicht zu einer Verfeinerung eines bestimmten Teilbereichs führen oder dazu, dass große Teile des Programms und auch der Theorie über Bord geworfen oder umfassend überarbeitet werden. Natürlich muss jede Theorie überarbeitet werden, wenn sie fortwährend nicht mit den „Fakten" in Einklang gebracht werden kann.

Die erste Version, BRIEFER genannt (Goodman 1986; Goodman , Gingerich a. de Shazer 1987), war ausschließlich als Prototyp geplant, der uns nur dabei helfen sollte, herauszufinden, ob so etwas überhaupt funktioniert. Sie war keineswegs vollständig. Es war klar, dass es durch Modifizierung der Regeln eine Weiterentwicklung geben würde. Sie sollte nur für Erstsitzungen verwendet werden.

Ergebnisse

(A) Die Erprobung des Systems half dabei, die Bedeutung der Beziehung zwischen der Beschreibung der Beschwerde, den Ausnahmen und den Zielen (d. h. den Antworten auf die Wunderfrage) zu klären.

Beispielsweise gibt es einen erheblichen Unterschied zwischen folgenden Beschwerden:

1. Der Klient ist wegen seines Lebens im Allgemeinen deprimiert.
2. Der Klient ist wegen seiner Arbeit deprimiert.

In beiden Fällen könnte das, was als Ausnahme angesehen wird, sich erheblich voneinander unterscheiden. Wenn der Mann z. B. erzählen würde, dass seine Ehe in Ordnung ist, könnte dies in Fall 1 eine brauchbare Ausnahme sein, während es in Fall 2 vemutlich nicht als Ausnahme gelten kann. Manchmal ist die Bewertung schwer, und nur die Wunderfrage kann dem Therapeuten bei der Entscheidung dieser Frage helfen. Falls der Klient als Antwort auf die Wunderfrage einen Urlaub mit seiner Frau beschreibt, dann wäre Bewertung 1 – die die gute Ehe als Ausnahme betrachtet – eventuell brauchbar. Kommt als Antwort aber „eine andere Arbeit", dann ist Bewertung 2 einleuchtender.

(B) Wann immer ein Programmdurchlauf einen „Mangel an Passen" („lack of fit") ergab, konzentrierte sich dieser, wenn die

Klientengruppe aus mehr als einer Person bestand (Ehepaar oder Familie), in den weitaus meisten Fällen auf das Verhältnis Klient/ Therapeut. In so einer unklaren Situation muss man das Programm für jede einzelne Person durchlaufen lassen. Dieses Vorgehen führte zu einer Revision der Theorie (d. h., der Programmteil befindet sich inzwischen oben auf der Karte anstatt in Form allgemeiner Fragen gegen Ende der Konsultationssitzung).

(C) Fälle, bei denen die Therapeuten nach einem anderen Ansatz arbeiteten, führten zu vielen Fragen, die nicht beantwortet werden konnten, und deshalb war das System dann auch nicht in der Lage, nützliche Ratschläge zu geben. Aus der Unfähigkeit des Benutzers, die Fragen zu beantworten, kann man folgern, dass der beobachtete Therapeut nicht mit diesem Modell arbeitete. Dies unterstützt unsere Annahme, dass wir tatsächlich das untersuchen, was wir zu untersuchen glauben.

(D) Die Fähigkeit des Systems, Ratschläge zu Interventionen zu geben und dabei nur dem Interviewmuster zu folgen, ist eine Bestätigung dafür, dass die Theorie (Kap. 6) in die Rahmenbedingungen (Kap. 4) passt. Für die Lösungserarbeitung brauchen nur Muster und Form der Wirklichkeitskonstruktion von Therapeut und Klient berücksichtigt zu werden.

(E) Die Bandbreite der Fälle, die vom Expertensystem einigermaßen gut bearbeitet werden, lässt darauf schließen, dass die 68 Regeln für diese Situationen differenziert genug sind. Bei den Fällen, die es nicht gut bearbeitet, müssen wir demnach versuchen, zu spezifizieren, was der Kurztherapeut wirklich tut. Diese Theoriedarstellung muss also weiterentwickelt und überprüft werden.

(F) In diesem speziellen Fall wurden Ratschläge von nur sechs Regeln aufgerufen. Die zweite und dritte Regel gaben denselben Rat. Die vierte und fünfte gaben ähnliche Ratschläge. Effektiv waren deshalb nur vier Regeln für einen Rat erforderlich, der der tatsächlichen Intervention verblüffend nahe kam. Die anderen BRIEFER zur Verfügung stehenden Ratschläge, die von den übrigen 62 Regeln vorgeschlagen wurden, wurden einfach aussortiert. Dieses scheint die Einfachheit der spezifischen Wege der Theorie innerhalb des komplexen Ganzen zu bestätigen.

(G) Häufig ähnelt der Rat von BRIEFER stark dem vom Team in der Sitzungspause erarbeiteten Ratschlag. Für manche Fälle ist BRIEFERS Rat recht ausführlich, da viele Regeln aufgerufen werden, und manchmal ist dieser Rat widersprüchlich. Dieser spiegelt die beobachtete Sitzung angemessen wider und entspricht der Diskussion des Teams. Das Team war gewöhnlich in der Lage zu entscheiden, „was getan werden müsste", aber BRIEFER überlässt die endgültige Entscheidung dem Benutzer.[5] Ganz sicher müssen wir noch genauer spezifizieren, welche Regeln und welche Abläufe für die Entscheidungsfindung des Therapeuten und des Teams ausschlaggebend sind.

Von Anfang an sollte das Programm dem Therapeuten helfen, sich das Modell und die ihm zugrunde liegende Theorie anzueignen und sie anzuwenden. Einfach ausgedrückt reflektieren die Fragen diejenigen Bereiche, die theoretisch für die Lösungsentwicklung wichtig sind.

BRIEFER I entsprach einwandfrei unseren Erwartungen an einen Prototyp zur Demonstration. Es zeigte, dass diese Art von Wissen von einem Expertensystem erfasst werden konnte, und es zeigte weiter, dass es als Trainingsinstrument vielversprechend war. BRIEFER I half uns ferner bei der Disziplinierung unserer Beobachtung und veranlasste uns, unsere Beobachtungsmethoden zu überprüfen und die ZENTRALKARTE der Theorie (Kap. 6) zu modifizieren. Außerdem führten die Erfahrungen mit BRIEFER I zu einem neuen Expertensystem, das mehr ist als nur eine umfassende Revision von BRIEFER I.

BRIEFER II

Während BRIEFER I von dem Ansatz ausging „wenn dies, dann das", wurde für den Aufbau von BRIEFER II der Ansatz „wenn dies, dann nicht das" zugrunde gelegt (Kim, de Shazer, Gingerich und Kim 1987), und deshalb unterscheidet sich die Struktur des zweiten erheblich von der des ersten Programms. Dies ist teilweise das Ergebnis der Erprobungsphase von BRIEFER I. Wir nehmen hier noch einmal denselben Fall, um die Ähnlichkeiten und Unterschiede zwischen den beiden Programmen zu illustrieren. (Was auf dem Computerbildschirm erscheint, ist **fett** gedruckt.)

Erste Frage:
Gibt es eine Beschwerde?
Ja

[5] Falls BRIEFER „online" angeschlossen oder tatsächlich im Interventionsplanungsprozess eingesetzt würde, müsste das „Expertensystem" zu den Rahmenbedingungen (Kap. 4) gerechnet werden.

Ist die Antwort „Nein", dann schlägt das Programm vor, dass der Therapeut lediglich Komplimente macht, da die Beziehung Therapeut/Klient in die Besucherkategorie fällt. „Besucher" ist ein Kodewort für eine Therapeuten-Klienten-Beziehung, bei der der Therapeut im Laufe des Interviews weder in der Lage war, dem Klienten bei der Beschreibung einer Beschwerde zu helfen, noch dazu beitragen konnte, dass der Klient eine wenn auch minimale Veränderung erwartete.

Der folgende Parameter ist ableitbar. Wenn Sie nicht sicher sind, wie Sie antworten sollen, geben Sie „nn" ein.
Ist der Klient Kunde?
Ja

Dies zeigt deutlich die Veränderung von der ersten zur zweiten Version. Die Beschreibung der Klienten-Therapeuten-Beziehung wird hier zur Aufteilung des Programms in zwei große Gruppen verwendet: Kunde und Klagender.

„Klagender" ist ein Kodewort für eine Klienten-Therapeuten-Beziehung, die darauf gründet, dass der Klient die Erwartung entwickelt, dass sich als Ergebnis des Interviews etwas ändert. Ein bestimmter Typ von Klagenden wird als „Kunde" bezeichnet, und unter diesem Begriff versteht man eine Klienten-Therapeuten-Beziehung, die darauf basiert, dass der Klient als Folge des Interviews etwas unternehmen will, um eine Lösung zu erreichen.[6]

Durch diese beiden ersten Antworten werden folgende Vorschläge ausgeklammert:
1. nur Komplimente zu machen
2. ausschließlich Beobachtungsaufgaben zu stellen

Der Klient gehört zur Kundengruppe.
Der folgende Parameter ist ableitbar. Wenn Sie nicht sicher sind, wie Sie antworten sollen, geben Sie „nn" ein.
Gibt es eine Ausnahme?
nn
Kommt es zuweilen vor (egal, wie selten), dass eine Beschwerde plötzlich nicht auftritt?

[6] Fisch, Weakland u. Segal (1987) machen eine ähnliche Unterscheidung.

Ja
Lassen sich diese Zeiten durch Verhaltensweisen beschreiben?
Ja

Dies ermöglicht es dem Programm zu „folgern", dass es eine Ausnahme gibt und dass sie verwertbar ist, da sie in Verhaltensbegriffen beschrieben ist.

Durch die Antworten bis hierher werden weitere Wege und bestimmte Interventionen ausgesondert. Es bleiben nur die folgenden fünf zur Prüfung.

Kommt eine der folgenden Verschreibungen in Frage:
1. so weitermachen
2. Voraussage
3. beobachten
4. so weitermachen und beobachten
5. etwas anderes tun
Der folgende Parameter ist ableitbar. Wenn Sie nicht sicher sind, wie Sie antworten sollen, geben Sie „nn" ein.
Ist der Klient zuversichtlich, dass er in der Lage ist, das Nötige zu tun?
nn
Wirkt er zuversichtlich?
Nein
Wirkt er entschlossen?
Ja
Die Annahme des Therapeuten, der Klient wirke entschlossen, reicht dem Programm für die Folgerung, der Klient sei auch mehr oder weniger hinreichend zuversichtlich, dass die Ausnahme realisierbar ist und dass eine Lösung wahrscheinlich etwas mit der Fortführung der Ausnahme zu tun hat.

Stimmte die Antwort auf die Wunderfrage mit der (den) Ausnahme(n) überein?
Ja

Diese Version geht davon aus, dass der Therapeut die spezielle Wunderfrage gestellt hat, die aber zum Zeitpunkt dieser Sitzung noch

nicht entwickelt war. Allerdings ist die Ansicht der Klientin, was sein würde, wenn das Problem gelöst wäre, eindeutig genug, und die Ziele der Klientin stimmten mit den Ausnahmen überein,
d. h., sie wollte ihre Reaktionen auf ihren Mann unter Kontrolle bringen. Deshalb kann die Frage so beantwortet werden, als wäre die Wunderfrage gestellt worden.

Vorschlag: Geben Sie dem Klienten die Aufgabe „Mach mehr desselben".

Möchten Sie wissen, wie diese Verschreibung zustande kam?
Ja
Die Verschreibung kam wie folgt zustande:
Regel 22 besagt:
Es gab eindeutige Hinweise:
Der Klient gehört zur Kundengruppe.
Regel 80 besagt:
Es gab eindeutige Hinweise:
Es gibt eine Ausnahme von der Beschwerde.
Die Ausnahme wird in Verhaltensweisen beschrieben.
Diese Fakten ergaben:
Es gibt eine brauchbare Ausnahme.
Regel 100 besagt:
Es gab eindeutige Hinweise:
Es gibt eine brauchbare Ausnahme.
Diese Fakten ergaben:
Kommt eine der folgenden Verschreibungen in Frage?
1. mehr desselben machen
2. Voraussage
3. beobachten
4. mehr desselben machen und beobachten
5. etwas anderes tun
Regel 51 besagt:
Es gab eindeutige Hinweise:
Der Klient wirkt entschlossen.
Diese Fakten ergaben:
Der Klient ist zuversichtlich in Bezug auf das, was er tun muss.
Regel 101 besagt:
Es gab eindeutige Hinweise:

Der Klient gehört zur Kundengruppe.
Danke für Ihre Mitarbeit. Auf Wiedersehen!

Brief Family Therapy Center Datum: 28. 7.

Name: Mary;
Geschlecht: weiblich; Alter: 40.
Verschreibung: Machen Sie mit dem weiter, was funktioniert (Beispiel einer Formulierung):
Da Sie für sich herausgefunden haben, was funktioniert, kann ich nur vorschlagen, dass Sie damit weitermachen.

Verschrieben vom Expertensystem BRIEFER II

Musterregel von BRIEFER II, mit der die Aufgabe „Machen Sie mit dem weiter, was funktioniert" aufgerufen wird:

```
(Regel 101
    (falls   (Regel      020                w)
             (Regel      100                w)
    (Klient              zuversichtlich     w)
    (Frage               Wunder             w))
    (dann
    (Behandlung          Aufgabe            mehr machen)
    (Behandlung          Ende               w))
```

Dies bedeutet:
1. Regel 20 ist wahr, d.h., der Klient ist Kunde.
2. Regel 100 ist wahr, d.h., es gibt eine brauchbare Ausnahme.
3. Der Klient ist zuversichtlich.
4. Die Wunderfrage stimmt mit den Ausnahmen überein.
5. Deshalb die Aufgabe „so weitermachen".
6. Und schließlich Ende der Fragen, Schlussaufgabe „so weitermachen" stellen.

Die Klientin weiß nie, wann ihr Mann sie anrufen wird (d.h., es ist eine Zufallsbeschwerde), und daher verleiht das Münzewerfen der Intervention ein zusätzliches Zufallselement, da sie ja auch weiterhin verwirrt erscheinen wird. Abgesehen davon, dass nicht nach dem Zufallselement in der Beschwerde gefragt wird, passt der Rat ganz gut. Das Programm müsste revidiert werden, wenn mehr Fälle nach diesem Muster abliefen, d. h. mit einem Zufallselement in der Beschwerde.

BRIEFER II befindet sich eindeutig noch in der Entwicklung und wird daher wohl noch verändert werden. In seiner gegenwärtigen Form reflektiert es die theoretische Verschiebung und stützt sich somit auf eine „Wenn das, dann nicht das"-Beschreibung dessen, wie Kurztherapeuten eine Entscheidung treffen.

Egal, wie die Aufgabe gewählt wird, die Wahl hängt mehr davon ab, wie die Dinge beschrieben werden, als davon, welche Dinge beschrieben werden. Ob die Beschwerde nun Kokainmissbrauch oder das Treffen von Entscheidungen beinhaltet, die Form der Gesprächsbeschreibung bestimmt, welche Aufgabe angemessen ist. Die Konsultationspause ist dazu da, das Gerippe der Aufgabe mit mehr Fleisch zu umgeben.

Schlussfolgerung

BRIEFERI und BRIEFERII sind häufig in der Lage, Interventionsvorschläge zu machen, die sehr große Ähnlichkeit mit den realen Interventionen des Therapeuten im BFTC aufweisen. Der Großteil der Fragen beider Programme kann mit einem schlichten „Ja" oder „Nein" beantwortet werden. Dies entspricht der Methode, die von den Therapeuten im BFTC angewandt wird. Im großen und ganzen disziplinieren wir unsere Beobachtungen ähnlich, indem wir Fragen stellen, die ein „Ja" oder „Nein" als Antwort erfordern. Diese Methode zur Disziplinierung der Beobachtung scheint effektiv zu sein, wenn es darum geht herauszufinden, welche Klasse von Intervention in Frage kommt, und zuweilen, welche spezifische Intervention dieser bestimmten Klasse eher in Betracht kommt. Manchmal schlägt BRIEFER I nicht nur vor, was zu tun ist, sondern teilweise sogar „wie vorzugehen ist". Allerdings wird das „Wie", das Element der Kunst in der Therapie, weitaus häufiger ganz dem Therapeuten überlassen. Es besteht keinesfalls die Absicht, den Therapeuten zu ersetzen; vielmehr sollen die Therapeuten bei der Disziplinierung ihrer Beobachtungen und ihres Denkens unterstützt werden.

Auf einer bestimmten Stufe disziplinieren die Therapeuten im BFTC ihre Beobachtungen und fokussieren dabei auf folgende Fragen, die aus beiden BRIEFER-Programmen stammen:

1. Gibt es eine Beschwerde?
Ja/Nein
2. Gibt es eine Ausnahme?
Ja /Nein
3. Gibt es ein Ziel?
Ja/Nein
4. Besteht ein Zusammenhang zwischen Ziel und fortgesetzter Ausnahme?
Ja/Nein

Die diversen möglichen Antwortfolgen geben einen Hinweis auf die wichtigsten Richtungen, die die Interviews einschlagen. Hierauf wird weiter unten näher eingegangen (s. Kap. 6 und die nachfolgenden Kapitel). Hier sei nur festgestellt, dass die disziplinierte Beobachtung unter Verwendung dieser Modellprogramme die Aufgaben der Gesprächsführung und der Interventionsplanung bzw. -wahl vereinfacht hat.

Zum Beispiel spricht die erste Frage eindeutig die Beziehung zwischen Therapeut und Klient an. Ist die Antwort „Ja", dann fällt die Beziehung unter die Kategorie „Klagender" oder unter die Kategorie „Kunde", und die Therapie kann beginnen. Wenn der Therapeut in der Pause alle vier Fragen mit „Ja" beantworten kann, dann wird eine Klasse von Interventionen empfohlen, die auf dem Vorschlag basiert, der Klient solle mit dem, was funktioniert (der Ausnahme) weitermachen; werden aber nur die erste und die dritte Frage mit „Ja" beantwortet und die übrigen mit „Nein", dann wird eine zielorientierte Aufgabe vorgeschlagen. Ist jedoch bereits die Antwort auf die erste Frage ein „Nein", dann ist keine Aufgabe erforderlich, da die Therapie noch nicht begonnen hat. Natürlich schließen sich an jede der Antworten auf diese Hauptfragen detaillierte Fragen nach Muster und Form des beobachteten Interviews an, die häufig wiederum mit „Ja" oder „Nein" zu beantworten sind. So muss sich bei der disziplinierten Beobachtung im Rahmen dieses Modells die Aufmerksamkeit eher auf die Art und Weise richten, wie Therapeut und Klient das Interview konstruieren und nach welchem Muster es verläuft, als darauf, worüber gesprochen wird.

3. Wie man herausfindet, was zu tun ist

Herauszufinden, was wann zu tun ist, ist ein Hauptanliegen für Therapeuten, die mit einem Klienten eine Therapie durchführen. Ist das einmal bekannt, ergibt sich ein weiteres Anliegen: Wenn man weiß, was wann zu tun ist, wie soll man es dann tun? Die Antworten zur ersten Frage lassen sich ableiten aus der Theorie oder dem Modell des Therapeuten. Was zu tun ist, kann in recht strenger schriftlicher Form festgehalten sein. Jedoch kann Therapie sowohl mit Phantasie als auch mit Strenge betrachtet werden, und die Antworten zur zweiten Frage kommen aus weniger strengen Gefilden als die zur ersten Frage.

Metaphorisch ausgedrückt könnte Therapie teils als Kunst und teils als Wissenschaft angesehen werden und ist daher vielleicht am besten als Handwerk aufzufassen. Man muss kein großer Künstler sein, um einen brauchbaren, funktionellen Keramiktopf herzustellen. Es gibt klare, erlernbare Regeln und Methoden, Erfolg und Misserfolg zu messen. Auf dieser Ebene ist ein Topf ein Topf. Entweder er erfüllt seine Funktion, d. h., er ist wasserdicht oder nicht. Aber einige Töpfe sind mehr als nur ein Topf.

Wir schätzen von den alten Griechen und Chinesen hergestellte Töpfe nicht nur wegen ihrer Nützlichkeit und als Antiquitäten: Wir schätzen sie, weil sie Kunstwerke sind. Kunstwerke, wie funktionell sie auch sein mögen, werden nicht allein daran gemessen, wie gut die Handwerksregeln bei der Herstellung befolgt wurden. Im Gegenteil, manchmal ist ein Topf gerade deshalb so wertvoll, weil der Töpfer damals gültige Handwerksregeln missachtete. Hat derjenige, der mit den herkömmlichen Regeln des Töpferhandwerks brach, den Topf hergestellt, können allerdings Regeln für die Imitation und Reproduktion aufgestellt werden, und andere können dann funktionelle Töpfe herstellen, die den neuen Regeln entsprechen. Dadurch entstehen

Schulen der Töpferei nach den Regeln des Meisters. Innerhalb einer Schule kann die Arbeit eines einzelnen als Kunst hervorstechen, obwohl er oder sie denselben Regeln folgt wie seine Kollegen oder ihre Kolleginnen: Künstler müssen nicht unbedingt revolutionär gegen Regeln verstoßen.

In diesem Sinne ist Therapie ein Handwerk. So verletzten zum Beispiel Freud und Erickson die Regeln ihrer Zeit und können folglich als „Künstler" oder „Meister" angesehen werden. Wir, die wir nach ihnen kommen, können ihre Werke studieren und erlernbare Regeln erfinden, so dass unsere Therapie, wenn sie auch keine echte Kunst ist, zumindest funktioniert und brauchbar und funktionell ist. Schulen, die Regeln aufstellen, tun etwas Ähnliches wie die „normale Wissenschaft" im Sinne von Kuhn (1973). „Normale Wissenschaftler" mühen sich damit ab, den Regeln zu folgen, denen auch, wie sie glauben, der Erfinder des Paradigmas selbst gefolgt ist, und ihre größten „Probleme" entstehen aus den von dem Meister hinterlassenen Rätseln.

Pseudoorientierung in der Zeit

Seit 1982 dreht sich unsere Arbeit am BFTC um die Lösung des Rätsels, mit dem sich Erickson in seiner Arbeit *Pseudo-orientation in time as a hypnotic procedure* (1954) und de Shazer in seiner Arbeit, *Brief Hypnotherapy of two sexual dysfunctions: The crystal ball technique* (1978a), die sich auf Ericksons Arbeit stützte, auseinandersetzten, und baut auf den Resultaten unserer Erfahrung mit Standardaufgaben für die erste Sitzung (de Shazer 1985) auf. Ericksons

> *„Technik war formuliert worden mithilfe der allgemeinen Ansicht, dass Praxis zur Perfektion führt, eine einmal begonnene Handlung zur Fortsetzung drängt und Taten aus Hoffnung und Erwartungen geboren werden. Mithilfe dieser Vorstellungen wird eine Therapiesituation geschaffen, in der der Klient auf eine psychologisch wirksame Art und Weise auf erwünschte therapeutische Ziele als* **schon eingetretene Gegebenheiten** *reagieren kann.*
>
> *Dies wird durch den Einsatz von Hypnose erreicht und durch die Verwendung einer umgekehrt zur Altersregression wirkenden Technik der Orientierung auf die Zukunft. Auf diese Art und Weise wird dem Patienten eine distanzierte, losgelöste, objektive und dennoch subjektive Sicht dessen ermöglicht, was er im Augenblick schon erreicht zu haben glaubt, ohne das Bewusstsein,*

dass das Erreichte Phantasieprodukte seiner Hoffnungen und Wünsche sind" (in Haley 1967, S. 369).

Obwohl bei dieser Arbeit mit Kristallkugeln formale Hypnose angewendet wurde (z.B. wurden Tranceinduktionen benutzt), führen wir unsere Arbeit im BFTC ohne jede formale Hypnose durch. Tatsächlich gehen unsere Anstrengungen in die entgegengesetzte Richtung. Zusammen planen Therapeut und Klient bewusst und überlegt, was der Klient braucht, um eine Lösung zu finden. In der Therapiesituation scheint das einfache, detaillierte Beschreiben einer Zukunft, in der das Problem schon gelöst ist, die Erwartung zu wecken, dass das Problem gelöst werden wird. Diese einmal geweckte Erwartung kann dem Klienten dabei helfen, sein Denken und Verhalten so zu ändern, dass sich seine Erwartung tatsächlich erfüllt.

Wichtiger als die Techniken selbst sind die Vorstellungen und Annahmen, die in beiden Kristallkugelarbeiten (Erickson 1954; de Shazer 1978a) implizit, in der Arbeit am BFTC (de Shazer 1985; de Shazer et al. 1986) aber explizit vorhanden sind. Die gesamte in diesen Arbeiten beschriebene Therapie baut auf der These auf, dass der Klient seine eigene Lösung auf der Grundlage seiner eigenen Ressourcen und Erfolge entwickelt. Dies steht in scharfem Gegensatz zu der geläufigeren therapeutischen Vorstellung, dass mit dem Klient oder der Klientin etwas nicht in Ordnung sei, was der Therapeut zu behandeln und zu heilen hätte. Tatsächlich beschränken die Interventionsprozesse und Sitzungsprotokolle im BFTC Gespräche über Probleme und Beschwerden ausdrücklich auf ein Minimum.

Bei einer aufmerksamen Lektüre von Ericksons Arbeit könnte sich einem der Eindruck aufdrängen, dieser entwickle, gerade weil er die Situation des Klienten so genau beschreibt, konkrete und hochspezifische Aufgaben als Intervention. Statt dessen lässt Erickson den sich in Trance befindenden Klienten seine eigene Lösung finden und wartet dann auf die Rückkehr der Klienten und deren Erfolgsberichte. Dies ist ein weiterer Teil des Rätsels: Wie kommt es, dass schon die Vorstellung einer Lösung oder eines Lebens nach Lösung des Problems tatsächlich zu einer Lösung führt?

Fokus

Die meisten ersten Therapiesitzungen beginnen mit der Beschreibung der Beschwerde oder des Problems, das den Klienten oder die Klientin veranlasst, sich in therapeutische Behandlung zu begeben. Der Therapeut wird dann häufig die Beschwerde sehr detailliert untersuchen, wenn sich auch das, was der Therapeut als wichtig erachtet, je nach Methode unterscheidet. Mit der Weiterentwicklung einer lösungsorientierten Methode hat sich dieser Zeitraum immer mehr verkürzt und seine Bedeutung abgenommen. Innerhalb kürzester Zeit beginnt der Therapeut mit der Erarbeitung einer Lösung, indem er die Suche nach Ausnahmen initiiert, d. h., der Therapeut untersucht die beschwerdefreie Zeit so genau wie möglich. Ganz gleich wie viel der Klient dem Therapeuten über die Beschwerde erzählt, das Gespräch wird immer wieder auf die beschwerdefreie Zeit gelenkt. Dann schaltet der Therapeut um auf die gemeinsame Erarbeitung der Beschreibung einer Zukunftsvision, in der die Beschwerde verschwunden ist. Das geschieht ohne eine umfassende Beschreibung des Problems bzw. seiner Ätiologie und überraschenderweise gelegentlich sogar ohne die für ein Verschwinden der Beschwerde eventuell notwendigen nächsten Schritte zu diskutieren. Häufig bezieht sich die Lösungsvision direkt auf die in die Zukunft fortgeschriebenen Ausnahmen, manchmal jedoch auch nicht. Nach einer kurzen Pause schlägt der Therapeut dann einen nächsten Schritt vor, um diese konstruierte Lösungsvision zur Realität werden zu lassen. In der zweiten Sitzung beschreibt der Klient, welche Schritte er in Richtung eines beschwerdefreien Lebens unternommen hat, der nächste Schritt wird definiert und der Zyklus fortgesetzt, bis der Klient überzeugt ist, dass eine befriedigende Lösung erreicht wurde. Selbstverständlich passt diese Beschreibung nicht so ohne weiteres auf alle Fälle, der Gesamtprozess bleibt allerdings gleich.

Eine so einfache Beschreibung kann nur mithilfe einer komplexeren Erläuterung oder Beschreibung verstanden werden. Aber schon der eine Absatz (oben) deutet an, dass diese Methode durch das von Erickson aufgegebene Rätsel beeinflusst wurde: Lösungen müssen sich nicht unmittelbar auf die Probleme, die sie lösen sollen, beziehen. Natürlich muss das Problem als ein Teil der Lösung auch tatsächlich gelöst werden, sonst erfüllt der Therapeut den Auftrag des Klienten nicht. Doch hier Erfolg zu haben, bedeutet weder, dass es vonnöten wäre, das Problem des Klienten detailliert zu untersuchen oder genau zu definieren, noch sehr ausführlich darüber zu sprechen.

Wie ist das möglich?

Wie kann eine Therapie das Problem des Klienten lösen, ohne dass es völlig verstanden wird? Im BFTC sagt der Therapeut den Klienten zum Beispiel, dass „alle Beschwerden gleich sind". In fast allen Fällen beinhaltet die Beschwerde des Klienten den Wunsch, *von etwas befreit* zu werden, ohne eine Ahnung davon zu haben, was als vernünftiger Ersatz an dessen Stelle treten könnte. Der Klient möchte nicht mehr niedergeschlagen sein, möchte, dass sein Kind mit Bettnässen aufhört, möchte aufhören, sich ständig zu streiten. Wenn der Therapeut jedoch fragt: „Gut, aber was werden Sie tun, wenn Sie nicht mehr niedergeschlagen sind" oder „wenn der Kleine nicht mehr ins Bett macht" oder „wenn Sie sich nicht ständig streiten"?, dann ist der Klient mit seinem Latein am Ende. Häufig ist seine erste Reaktion: „Ich (wir) werde(n) glücklicher sein", was sicherlich stimmt, aber was wird der Klient *tun*? Hier ergibt sich die Schwierigkeit, dass nicht bewiesen werden kann, was nicht vorhanden ist. Falls die Niedergeschlagenheit, das Streiten oder Bettnässen morgen verschwinden, woher weiß man, dass sie nicht am folgenden Tag erneut auftreten? Weiß man jedoch, dass morgendliches Joggen oder gelegentliche Umarmungen oder von Papa jeden Morgen um 7.15 Uhr geweckt zu werden Teil einer Ausnahme oder Teil einer Lösungsvision und damit Teil des Ziels sind, dann kann man – während man es sich zur Gewohnheit werden lässt – die Häufigkeit oder den Beginn dieses Verhaltens messen, um festzustellen, ob es tatsächlich Teil der Lösung ist. Falls nicht, müssen alle Beteiligten etwas anders machen.

Nichts geschieht immer

Das Einfache entsteht nur selten spontan. Es entwickelt sich eher über einen Zeitraum und durch einen Prozess, der viel anstrengendes Nachdenken einschließt. In den letzten vier Jahren haben meine Kollegen und ich die klinische Richtigkeit der Volksweisheit „keine Regeln ohne Ausnahme" in die Praxis umgesetzt. Wir definieren Ausnahmen als alles, „was passiert, wenn die Beschwerde nicht vorhanden ist" (de Shazer 1985; de Shazer et al. 1986).

Wenn sich z.B. in einem Fall eine Familie über das Bettnässen ihres Sohnes beschwert, untersuchten wir gewöhnlich das oder die involvierten Verhaltensmuster und versuchten sie zu beschreiben – was war los, wie haben sich alle Beteiligten verhalten, was geschah vor und nach dem Auftreten der Beschwerde? Die Idee ist, dass geeignete Interventionen entwickelt werden können, wenn die Interaktionsmuster einmal bekannt sind, um der Familie zu helfen, dieses Muster so zu variieren, dass das Bettnässen verschwindet. Dieser Ansatz funktioniert ganz gut, aber leider werden nicht alle Beschwerden so gut dargestellt, dass Therapeut und Familie alle Details der Muster erkennen können, um diesen Ansatz effektiv anzuwenden. Tatsächlich ist in vielen Fällen weder der Therapeut in der Lage, der Familie zu helfen, ein klares Muster zu beschreiben, noch können die Beobachter hinter dem Spiegel selbst nach wiederholtem Anschauen des Videobandes eine Musterbeschreibung aus dem Sitzungsgespräch herausfiltern.

Es kann doch nicht so einfach sein!

Die Suche nach Ausnahmen und ihr regelmäßiges Auffinden hat uns gelehrt, dass es beschwerdefreie Zeiten gibt, d.h. Zeiten, in denen z.B. das Bett trocken ist. In bestimmten Zeiten und Kontexten *weiß* der Junge, *wie* er ein trockenes Bett haben kann. Was für ein furchtbar einfacher Gedanke! Angesichts unserer früheren Arbeit und der Arbeit anderer war dies ein Schock. Aber nach vielen schlaflosen Nächten, weiteren Beobachtungen und Untersuchungen und Nachdenken änderten wir unsere Landkarten und überarbeiteten unsere Theorie. Wir fingen an, uns zu fragen: Kann es Zeiten geben, wo wir unsere Schlüssel (Interventionen) überhaupt nicht benötigen, um schneller zu einer Lösung zu kommen?

Der Gedanke, dass uns Ausnahmen zu Lösungen führen könnten, brachte uns darauf, die Familie danach zu fragen, was geschieht und was sie tut, wenn sie ein *trockenes* Bett vorfinden, und zwar stellen wir diese Frage in der ersten Sitzung so früh wie eben möglich und praktikabel. Wo wir früher angenommen hatten, dass nasse und trockene Betten einander abwechselnde Versionen desselben Musters seien, beginnen wir jetzt mit einer einfacheren Annahme: sie können als *unterschiedliche* Muster beschrieben werden. Wir nehmen an, dass beide Muster beschrieben werden können; wir sind allerdings vornehmlich am Muster des trockenen Bettes und erst in zweiter Linie an den Unterschieden der Muster interessiert. Wissen wir erst einmal, dass die Beschreibung des Musters, wann das Bett trocken bleibt, möglich ist, weil die Familie Ausnahmen erwähnte, machen wir häufig den ersten und einfachsten Schritt: Wir schlagen ihnen vor, Verhaltensweisen, die dem Muster des trockenen Bettes entsprechen, zu zeigen, falls sie ein nasses Bett vorfinden sollten. Gelegentlich machen wir diesen Vorschlag, obwohl wir keine Ahnung haben, wie die Muster im Detail aussehen.

Fallbeispiel 2[1]

Eine Familie kam in die Therapie, um ihrem zehnjährigen Sohn dabei zu helfen, mit dem Bettnässen aufzuhören. In den vorhergehenden sechs Monaten hatten sie gelegentlich ein trockenes Bett (eine Ausnahme) vorgefunden. Meistens war es allerdings nass. Über einen Zeitraum von vier Jahren hatten sie alles versucht, jedoch ohne Erfolg. Physisch war der Junge völlig gesund, und er hatte in den letzten sechs Jahren nicht in die Hosen gepinkelt (eine weitere Ausnahme). Mutter, Vater und Sohn waren nicht imstande, Unterschiede zwischen Nächten, in denen das Bett trocken und solchen, in denen es nass war, festzustellen. Die sechsjährige Tochter wies jedoch daraufhin, dass ihr Bruder jeden Mittwochmorgen trocken sei. (Ein Unterschied war bemerkt worden.) Mittwochmorgens wurde der Junge von seinem Vater geweckt, an allen anderen Tagen der Woche von der Mutter. Nachdem wir die Kinder aus der Sitzung verabschiedet hatten, schlug der Therapeut vor, der Vater solle während der zweiwöchigen Pause zwischen den Sitzungen das Wecken des Jungen übernehmen. Beide Elternteile stimmten der vorübergehenden Änderung der Aufgabenverteilung zu. Sie sagten auch zu, über dieses Vorhaben Stillschweigen zu wahren.

Während der gesamten zwei Wochen blieb das Bett des Jungen trocken, so lange wie noch nie zuvor in seinem Leben. Allerdings war es für den Vater recht ungünstig, den Jungen weiterhin zu wecken. Die Eltern kamen überein, in den nächsten zwei Wochen täglich die Münze zu werfen, wer den Jungen am nächsten Morgen wecken sollte. Wieder war das Bett morgens stets trocken. Während des nächsten Monats wurde der Plan so modifiziert, dass die Eltern vorausplanen konnten; der Vater würde den Jungen weiterhin drei- oder viermal pro Woche wecken, aber die Eltern ließen ihn nicht wissen, an welchen Tagen. Auch kamen sie überein, den Jungen nach zwei trockenen Monaten mit dem Wecker zu belohnen, den er sich schon lange gewünscht hatte. Er erhielt den Wecker wie geplant.

[1] Die Therapie wurde in diesem Fall ohne Team durchgeführt.

Was geht hier eigentlich vor sich? Wie beinflusst das Wecken des Kindes die Ereignisse der vorangegangenen Nacht? Hätte der Junge gewusst, dass sein Vater ihn am nächsten Morgen wecken würde, könnte ihn das sicherlich beeinflusst haben, trocken zu bleiben. Am Freitagmorgen aber, nach der ersten Sitzung, war sein Bett trocken. Er wusste nicht, dass sein Vater ihn wecken würde. Wenn es einen Zusammenhang gibt zwischen der Tatsache, dass der Junge freitagsmorgens von seinem Vater geweckt wird und dem trockenen Bett, worin besteht er dann?

In diesem Fall folgen die Interventionen einer sehr einfachen Regel: Weiß man, was funktioniert, macht man damit weiter. Die Familie sagte dem Therapeuten, dass das Bett mittwochs, wenn der Vater den Jungen weckte, trocken war. Das war die einzige bekannte Ausnahme von der Regel des Bettnässens (eine solche „Regel" ist nur ein Teil der Landkarte des Beobachters). Die Intervention war der Versuch, das Verhaltensmuster auszulösen, bei dem das Bett trocken bleibt. Die Annahme, dass das Bett trocken sein würde, wenn der Junge einmal begriffen hätte, dass es jetzt Vaters Aufgabe war, ihn zu wecken, erscheint durchaus vernünftig; das erklärt dagegen nicht, dass das Bett ausgerechnet an diesem ersten Tag trocken bleiben sollte.

Natürlich ist es uns unmöglich, eventuelle Vorstellungen des Jungen über das, was der Therapeut seinen Eltern erzählt haben könnte, herauszufinden; er konnte sich nur darüber eine Vorstellung machen, welchen Verlauf das Geschehen vielleicht nehmen könnte. Deshalb hat vielleicht die Überraschung, vom Vater geweckt zu werden – was der Junge mit einem trockenen Bett assoziiert – tatsächlich das Muster des trockenen Bettes verstärkt. Vielleicht hat seine Unsicherheit hinsichtlich des zu Erwartenden ausgereicht, seine eigene Erwartung, nämlich in einem nassen Bett aufzuwachen, zu unterminieren. Hat sich eine Erwartung erst einmal geändert, kann sich jedes Muster ändern.

Einem Kurztherapeuten könnte es genügen, diese Geschichte einfach als „so ist das nun mal" zu akzeptieren und sich für die Zukunft zu merken, dass das Bett eines Bettnässers trocken bleiben kann, wenn er von einer anderen Person geweckt wird. Als die Mutter gefragt wurde, was jetzt, da das Bett seit geraumer Zeit trocken bleibe, anders sei, sagte sie, sie sei erleichtert, am nächsten Morgen kein nasses Bett vorzufinden, und sie meinte, dass sie vielleicht deshalb den Jungen abends anders behandle. Der Vater bestätigte dies und bemerkte, dass sie sich unmittelbar nach der ersten Sitzung gegenüber dem Jungen anders verhalten hätte. Es hätte weniger Auseinandersetzungen wegen der Hausaufgaben des Jungen und dem Zu-Bett-Gehen der Kinder gegeben.

Wenn es nicht funktioniert, mach etwas anders

Fallbeispiel 3

Eine vierzigjährige Frau – nennen wir sie Frau A. – wurde von ihrem Zahnarzt wegen Zähneknirschens in die Therapie geschickt. Sie konnte sich an keine einzige Ausnahme erinnern: Sie knirschte jede Nacht mit ihren Zähnen, was ihr Kopfschmerzen verursachte, zu einem wunden Kinn und einer abnormalen Abnutzung ihrer Zähne führte. Die Beschreibung ihres Lebens hörte sich für den Therapeuten im Wesentlichen „normal" an. Frau A. hatte einige Bauchschmerzen wegen ihrer Arbeit, ihrer Kinder und ihres Mannes, aber sie sah dies nicht als problematisch an.

Der Therapeut schlug vor, Frau A. solle ein Experiment wagen. Sie stimmte zu. Er bat sie, mit ihrem Mann die Bettseite zu tauschen und eventuelle Resultate genau zu beobachten. Trotz ihrer Verblüffung erklärte sie sich einverstanden.

Zwei Wochen später berichtete Frau A. über die Ergebnisse. Obwohl weder sie noch ihr Mann das Experiment verstanden, tauschten sie die Bettseiten. In der ersten Nacht hatte sie zwar Schlafprobleme, aber sie knirschte überhaupt nicht mit den Zähnen. Tatsächlich hatte sie in der zweiwöchigen Pause zwischen den Sitzungen nicht einmal mit ihren Zähnen geknirscht.

Noch einmal, was geht hier eigentlich vor? Was hat das Tauschen der Bettseiten mit der Behandlung des Zähneknirschens zu tun? Was hat das Tauschen der Bettseiten damit zu tun, dass man nicht mit den Zähnen knirscht? Ist das eher Magie als Therapie? Eher Alchemie als Wissenschaft? Was geschieht, wenn der Therapeut den Vorschlag macht, Frau A. ihn befolgt und mit dem Zähneknirschen aufhört?

Die Geschichte ist deshalb so rätselhaft, weil die Menschen unseres Kulturkreises seit langem von der Annahme ausgehen, dass das Wesen des Problems die Lösung bedingt. Häufig wird angenommen, dass das Verstehen des Problems der erste Schritt zur Lösung sei. Diese Annahme scheint *logisch*, ja sogar mehr als logisch zu sein. Sie scheint dem Wesen der Dinge immanent. Innerhalb dieses

Grundgerüstes scheint es, dass die Lösung eines Problems (d. h. Zähneknirschen) in einer logischen Beziehung zum Wesen des Problems stehen müsse. In unserem Fall sollte sie sich insbesondere auf das Wesen des Zähneknirschens beziehen. Doch die Beziehung zwischen Zähneknirschen und Schlafpositionen scheint im günstigsten Fall schwach, im schlimmsten absurd und seltsam zu sein.

Ist das die Geschichte eines glücklichen Zufalls, eines an ein Wunder grenzenden, einzigartigen Ereignisses? Oder ist es ein Beispiel einer Anomalie, etwas, das dazu führen sollte, die angenommene Beziehung zwischen Problemen und Lösungen noch einmal zu überdenken? Wenn es weder ein glücklicher Zufall noch ein Wunder ist, muss man vielleicht noch weitergehen und neu überdenken, was in der Therapiesituation geschieht.

Aber was geht denn hier vor? Der experimentelle Bettentausch basiert auf einigen Fallbeispielen, die ein Bestandteil der mündlichen Tradition der Kurztherapie sind (Fälle, die nicht unbedingt publiziert sind). Kurztherapeuten erzählen sich Geschichten, wie das experimentelle Tauschen der Schlafpositionen angewandt wurde, um regelmäßig auftretende Alpträume, Schlaflosigkeit, Schnarchen, Bettnässen und Probleme mit der Sexhäufigkeit zu lösen. Aber die Verbindung zwischen Zähneknirschen und diesen anderen Beschwerden scheint die Sache eher zu verwirren, wenn man davon ausgeht, dass sich Lösungen logisch auf die Probleme, die sie lösen, zu beziehen hätten. Für einen Kurztherapeuten ist die Beziehung jedoch offensichtlich: In all diesen Fällen sind Bett- und Schlafpositionen Teil des Kontextes, in dem das Problem vorkommt.

Menschen unseres Kulturkreises gehen häufig von der Annahme aus, dass die Ursache eines Problems bekannt sein müsse, um es zu lösen. Wenn man die Ursache kennt, kann man etwas unternehmen, was wiederum das Problem lösen wird. Therapeuten suchen besonders gern nach Ursachen in unbewussten Konflikten, Traumata, Eheproblemen, Familienproblemen bzw. Arbeitsproblemen. Wenn auch die Annahme einer Ursache sicherlich zuzeiten nützlich sein kann, so fällt es im Fall der zähneknirschenden Frau (und den anderen verwandten Fällen) doch schwer, sich vorzustellen, was es mit der Ursache des Problems zu tun hat, auf welcher Seite des Bettes sie liegt.

Kurztherapeuten gehen in der Regel nicht von der Annahme einer Ursache aus, und deshalb ist ihre Arbeit auch völlig anders.

Im Gegensatz zu den meisten Therapiearten ist Kurztherapie eher situations- als personen- oder gar familienbezogen. Das heißt, was auch immer die Ursache eines Problems sein mag, seine Fortdauer hat etwas mit dem *Kontext* oder dem Setting zu tun, in dem es vorkommt, und der Erwartung, dass das Problem bestehen bleiben wird. Ein Kurztherapeut nimmt vielleicht an, dass es subtile Anzeichen in der Schlafsituation der Frau gäbe, die Zähneknirschen auslösten, und macht deshalb den Vorschlag, die Situation zu ändern.

Es wird oft davon ausgegangen, dass wie auch immer geartete Probleme durch ein Bestechungsgeld oder eine Belohnung, die die Person erhält, aufrechterhalten werden; d.h., fortgesetztes Zähneknirschen sichert die fortgesetzte Belohnung – wie immer sie auch aussehen mag. Dies bringt uns auf den Gedanken, dass Frau A. andere Mittel und Wege entwickeln muss, um dieselbe Art von Belohnung zu erhalten, damit sie mit dem Zähneknirschen aufhört.

Diese Annahme könnte sich bei einer Reihe von Fällen als nützlich erweisen, bei anderen wiederum nicht. Kurztherapeuten gehen eher davon aus, dass Probleme sich einfach selbst aufrechterhalten, und damit hat es sich. Diese Annahme führt zur Vorstellung, dass jeder Unterschied im Verhalten, Denken, Fühlen, Wahrnehmen bzw. im Kontext die Möglichkeit bietet, einen solchen Unterschied zu machen, der zur Lösung der Beschwerde führt.

Obwohl Kurztherapeuten keine Anhänger von Gemeinplätzen sind, sind sie sich bewusst, dass andere Leute dies durchaus sind. Für den Kurztherapeuten sind solche Meinungen und Annahmen bei einem Fall nur dann wichtig, wenn der Klient von ihnen ausgeht. Während des therapeutischen Interviews spricht derTherapeut über die Vorannahmen des Klienten, und seine Intervention wird diese berücksichtigen. Für Frau A. war das Zähneknirschen ein Rätsel. Weder sie noch ihr Zahnarzt konnten es sich erklären, und nichts, was sie versucht hatten, hatte funktioniert. Unter dieser Voraussetzung schien ein experimenteller Ansatz vernünftig zu sein.

Da Zähneknirschen nur eine Person, Probleme der Häufigkeit des sexuellen Zusammenseins aber zwei Personen zu betreffen scheinen, sind sie wohl eher verschieden als ähnlich. Tatsächlich wird häufig angenommen, dass die Zahl der beteiligten Personen zu anders gearteten Problemen und anderen Lösungen führt. Mit dieser Vorstellung im Hinterkopf, würde ein Paar entweder einen Ehetherapeuten oder einen Sexualtherapeuten aufsuchen, während die Frau vernünftigerweise einen Therapeuten aufsucht, der sich auf das Individuum konzentriert, oder einen Hypnotherapeuten, der ihr mysteriöses Problem möglicherweise mit mysteriösen Methoden therapiert. Um die Dinge noch mehr zu komplizieren, würden Eltern, deren Kind Alpträume hat, wohl einen Kinder- oder Familientherapeuten aufsuchen (in dem Fall wären mindestens drei Personen an Problem und Lösung beteiligt). Wen die Eltern aufsuchen, hängt von ihrer Interpretation des Problems ab. Unter diesen Voraussetzungen scheint es offensichtlich, dass sich das Alptraumproblem vom Problem des Zähneknirschens und beide wiederum vom Problem der Sexhäufigkeit unterscheiden.

Dennoch würde ein Kurztherapeut in manchen oder gar allen Fällen wahrscheinlich eine Änderung in der Schlafsituation vorschlagen. Das Ehepaar wird vermutlich gebeten, die Bettseiten zu tauschen, das Kind, mit dem Kopf am Fußende zu schlafen, und die Familie, ihr Bett woanders im Zimmer aufzustellen. In all diesen scheinbar disparaten Beispielen ist es der Kontext oder der Verhaltensrahmen, der vom Kurztherapeuten als ähnlich und offen für experimentelle Manipulation und therapeutische Intervention angesehen wird. Für den Kurztherapeuten sind Verhalten, Gefühle, Gedanken und Wahrnehmungen und ihr besonderer Kontext Teil desselben Musters; folglich wird irgendein Unterschied im Kontext, Verhalten, Denken, Fühlen und Wahrnehmen notwendigerweise das Gesamtmuster beeinflussen.

Natürlich ist die Lösungsfindung so einfach wieder nicht, dass die Änderung der Schlafposition bei jedem spezifischen Fall von Zähneknirschen auch zum Erfolg führt. Die Verbindungen zwischen den zahlreichen Elementen eines Musters nehmen unterschiedliche Formen an, und die unterschiedlichen Elemente erfahren häufig eine unterschiedliche Betonung. Was das Muster „bedeutet", was die Elemente des Musters „bedeuten" und was die Form des Musters „bedeutet", hängt von der Interpretation der Teilnehmer und Beobachter ab. Einfach ausgedrückt kann Zähneknirschen für Frau A. etwas ganz anderes bedeuten als für ihren Zahnarzt und wiederum etwas durchaus anderes für ihren Kurztherapeuten. Jeder der Teilnehmer konstruiert für sich selbst eine Bedeutung, die darauf basiert, was er oder sie in der gegenwärtigen Situation für relevant hält.

Zumindest ein Teil der Bedeutung, die eine Situation für jemanden hat, hängt davon ab, welche Bedeutung die anderen Teilnehmer derselben Situation beimessen. Die Bedeutungen, die der Kurztherapeut und der Zahnarzt geben, sind mit denen verknüpft, die Frau A sich gibt, weil beide sich nur auf ihre Informationen stützen. Der Zahnarzt wird seine Kenntnisse über Zähne, Kiefer und Muskeln in seine Überlegungen miteinbeziehen, während der Therapeut seine Kenntnisse über Kontexte und menschliche Beziehungen nach Anhaltspunkten durchforstet.

Wir könnten uns vorstellen, dass Frau A. statt einer Auseinandersetzung mit ihrem Mann mit „ihren Zähnen knirscht“, dass sie einer Auseinandersetzung aus dem Weg geht. Hätte die Situation für Frau A. diese Bedeutung, würde der Kurztherapeut beim Nachdenken über den Kontext des Zähneknirschens die Beziehung des Ehepaars berücksichtigen. Das Experiment könnte zum offenen Konflikt zwischen Herrn und Frau A. führen. Bis sie bereit ist, das Risiko einzugehen, ist ihr eine andere Aufgabe zu stellen. Die Ehebeziehung ist ein weiterer Aspekt des Musters, und Frau A. und der Therapeut könnten es vorziehen, von ihr auszugehen, da Frau A. eine intime Beziehung zu Herrn A. hat und sie deshalb diese Beziehung fast so leicht beeinflussen kann wie ihre eigene Schlafposition.

Systemerwägungen

Was ein Therapeut tut und wie er über seine Klienten denkt, ist abhängig von der Landkarte über die Situation. Aus der Perspektive des Kurztherapeuten steht Frau A.s Zähneknirschen in Beziehung zu

a) Berichten über Herrn A. und dessen Ratschläge;
b) Berichten über andere Aspekte der Ehe;
c) Berichten über die Vorstellungen der Kinder über Zähneknirschen oder die Ehe ihrer Eltern;
d) Berichten darüber, wer wo schläft;
e) Berichten über den Zahnarzt und dessen Ratschläge;
f) den Erfahrungen des Therapeuten;
g) Berichten über Frau A.s Problemlösungsvorstellungen;
h) Berichten über den Rat von Freunden;
i) etc.

Alle Teilnehmer sowie ihre Beziehungen untereinander sind potenzielle Bausteine dafür, wie die Beteiligten die Bedeutung des Zähneknirschens konstruieren. Diese Konstruktion informiert, begrenzt oder schränkt ein, wo Frau A., ihr Zahnarzt und ihr Therapeut nach Lösungen suchen. Wäre Frau A. unglücklicherweise davon überzeugt, dass das Zähneknirschen durch einen bestimmten Aspekt ihrer Situation, nämlich einer schlechten Ehe, hervorgerufen wird, würde sie für potenzielle Lösungen nur diesen einen Aspekt in Betracht ziehen. Das Ergebnis wäre, dass alle anderen potenziellen Lösungen – so einfach und leicht sie auch sein mögen – unberücksichtigt bleiben würden.

4. Theoriekonstruktion: Hin zu einer Theorie der Lösung

Ziel dieses Kapitels ist es, die Grenzen einer Theorie der Familienkurztherapie zu beschreiben, die darauf basiert, die „Therapie-als-System" zu betrachten. Im Bereich der Familientherapie war traditionell stets die „Familie-als-System" Gegenstand der Betrachtungen, und die „Therapiesituation-als-System" wurde weitaus weniger beachtet.[1] Der Fokus dieses Therapieprojekts ist die Interaktionssituation, zu der Klienten, Therapeut(en) und die Umgebung, in der sie arbeiten, gehören.

Die Beziehung zwischen dem, was wir tun (Praxis), und dem, wie wir darüber sprechen (Theorie), bleibt weiterhin sehr eng (und rekursiv), und beide (Theorie und Praxis) sind wiederum rekursiv mit unserer laufenden Forschung verbunden. Seit dem Beginn unserer Arbeit im Jahre 1978 verfolgen wir diese Absicht mit unserem Forschungs- und Theoriekonstruktionsprogramm. Der derzeitige Stand der Theorie der Lösung wird in Kapitel 6 dargestellt. Dieses und das nächste Kapitel (in denen die Rede von einigen der angewandten Methoden ist) bilden die Vorbereitung hierzu.

Der Begriff Theorie ist hier nicht als eine „Erklärung" zu verstehen, sondern eine Theorie ist vielmehr nur eine kohärente „Beschreibung" bestimmter Sequenzen von Ereignissen innerhalb eines spezifischen Kontextes. Diese Theorie mag manchen[2] nicht „wissenschaftlich"[3] genug erscheinen und für andere wiederum zu reduktionistisch[4] sein. Sie ist jedoch stringent und konsistent.

[1] Diese Darstellung konzentriert sich auf „Kurztherapie als System", aber es ist auch eine allgemeine Fokussierung auf „Therapie als System" impliziert.
[2] Vgl. z. B. Shields (1986).
[3] Was „wissenschaftlich" in diesem Zusammenhang bedeuten könnte, hängt von der jeweiligen Definition des Begriffs ab und es gibt mehrere Definitionen zur Auswahl; vgl. z. B. Shields (1986).
[4] Vgl. z. B. Dell (1985); Keeney (1983); Tomm (1984).

Natürlich habe ich unsere Tradition (de Shazer 1982a, b; de Shazer, Gingerich a. Weiner-Davis 1985) beibehalten, die Interaktion zwischen Therapeut und Klient im Rahmen der Therapie (d. h. des Therapiesystems) in der Beschreibung bzw. Theorie der Therapie zu belassen (Tomm 1986). In der Tat wäre eine Theorie der Therapie, die den Therapeuten nicht einmal implizit einbezieht, eine Theorie, die keineswegs auf direkter Beobachtung der Therapie beruht, und einfach nur leer oder nichtssagend.

Die Theorie soll nur dazu dienen, die verschiedenen voraussagbaren Wege zu beschreiben, denen Therapeut und Klient von der „Beschwerde" bis zum „Erreichen des Ziels" und der „Lösung" folgen. Wenn der Therapeut nach Ausnahmen zu suchen beginnt, dann wissen wir beispielsweise, dass der Klient in der Lage war, eine Beschwerde zu beschreiben. Ferner können wir sagen, dass auf die vom Therapeuten *initiierte Suche nach Ausnahmen* etwas folgt, das wir als erfolgreiche oder erfolglose Suche bezeichnen können. Der nächste Schritt hängt unweigerlich davon ab, ob diese Suche erfolgreich verläuft oder nicht usw.

Der Therapeut befasst sich ausschließlich mit seiner Konstruktion dessen, wie sein Klient seine persönliche Realität konstruiert; aus diesen beiden Deutungen konstruieren Klient und Therapeut gemeinsam eine therapeutische Realität. Die zugrunde liegende Prämisse, die als „radikaler Konstruktivismus" (von Glasersfeld 1975) bzw. „verbaler Realismus" (Wilder-Mott 1981) bezeichnet werden kann, besagt mehr oder weniger, dass soziale Realität durch Kommunikation konstruiert wird. Wilder-Mott drückt dies folgendermaßen aus:

> *„Wenn man davon ausgeht, dass soziale Realität recht unterschiedlich im dialektischen Zusammenwirken mit den jeweiligen Eingrenzungen durch die Umstände definiert werden kann, dann wird aus einer Rose durch eine andere Bezeichnung etwas anderes. Ist ein bestimmtes Verhalten Nörgeln oder an etwas Erinnern? Unterdrückung oder liebevoller Schutz?" (Wilder-Mott 1981, S. 29).*

Der Kommunikationstheoretiker Barnlund (1981) legt nahe, dass

> *„alle Bedeutungen distinktiv sind, da sie die Schöpfung einzigartiger Personen unter einzigartigen Umständen sind. Ferner geht*

es bei der menschlichen Interaktion um eine transformierte und imaginierte Welt, da unser Wissen über die Welt unweigerlich subjektiv ist. Es ist nicht die ‚reale' Welt, über die wir streiten, lachen oder weinen, sondern es sind diese Transformationen. Unsere Bedeutungsgebungen sind Fiktionen, wertvoll und nützlich zwar, aber dennoch Fiktionen" (1981, S. 95).

Kommunikation ist eindeutig ein interpersonaler Prozess, der impliziert, dass diese Bedeutungen verhandlungsfähig sind. Ferner beeinflussen der Kontext bzw. die „Verhaltensumstände" unser Verständnis. Wenn man beispielsweise weiß, dass es sich bei einer gegebenen Situation um das Geburtstagsfest einer 14-jährigen Nichte handelt und nicht um einen Empfang für den Papst, hilft einem das, das der Situation angemessene Benehmen an den Tag zu legen. Die Therapiesituation definiert per se eindeutig das Setting, und jegliche Verhaltensanalyse innerhalb dieses Settings muss in erster Linie situationsbezogen und nicht personen- oder familienbezogen sein.

Das Verhalten von Personen steht in Bezug zu den übrigen Beteiligten in der jeweiligen Situation und zum Kontext, in welchem sich die Situation ereignet. Für Handelnde und Beobachter erfolgt die Bedeutungszuordnung nach der Handlung. Die Bedeutung eines Wortes oder eines bestimmten Verhaltens kann nur dadurch konstruiert und erfunden werden, wie dieses Wort in der sozialen Interaktion – in einem spezifischen Kontext – verwendet wird.

Unterscheidung und Unterschied

Bei der Definition der Unterschiede zwischen einer Theorie, die auf der Familie-als-System aufbaut, und einer Theorie, die von einer Therapiesituation-als-System ausgeht, muss als Erstes eine UNTERSCHEIDUNG gemacht werden. Zum besseren Verständnis meiner Position verfeinere bzw. definiere ich zunächst den Unterschied zwischen:

a) der Erforschung der Familie-als-System (eine Beschreibung, die darauf basiert, dass es einen unabhängigen, objektiven Beobachter der Familie-als-System gibt) und

b) der Erforschung der Therapie-als-System (eine Beschreibung, die den Therapeuten oder Beobachter als Mitglied des untersuchten Systems betrachtet) (de Shazer 1982a).

Was ich zu sagen habe, bezieht sich *ausschließlich* auf die laufenden Untersuchungen der Therapie-als-System, an der meine Kollegen und ich arbeiten, und die Beschreibungen, Begriffe oder Theorien treffen vielleicht auch auf die Familientherapie zu, vielleicht aber auch nicht. Wir nehmen an, dass es eine Art Beziehung oder Passen („fit") zwischen Therapie-als-System und Familientherapie gibt, aber wir gehen nicht davon aus, dass sie sich notwendigerweise entsprechen. Ferner gehen wir weder unbedingt *(a priori)* davon aus, dass die Unterschiede zwischen den Ansätzen so beschaffen sind, dass sie einen Unterschied machen, noch davon, dass sie keinen Unterschied machen.

Rahmenbedingugen

Traditionell werden Theorien (unabhängig von ihren Zielen) auf Gebieten wie Familientherapie oder Soziologie aus Verallgemeinerungen oder Prinzipien oder Gesetzmäßigkeiten konstruiert, die aus Forschungsergebnissen bzw. disziplinierter Beobachtung oder experimentellen Untersuchungen gewonnen werden.

Berger (Berger et al. 1977) drückt dies folgendermaßen aus:

> *„Eine Strategie (der hier angewandten Art), mit der eine Theorie aufgebaut werden soll, hängt von Modellen ab, bei denen der Rahmen definiert ist. Da selbst in formalen Modellen explizite Definitionen der Rahmenbedingungen selten sind, ist es angebracht, einige Anmerkungen zu ihrem Stellenwert in den Theorien zu machen. Der ‚Rahmen' einer Theorie besteht aus Behauptungen, die die Charakteristika und Merkmale von Situationen beschreiben, auf die die Theorie anwendbar ist … Rahmenbedingungen sind allgemeine theoretische Bedingungen; sie grenzen den Anwendungsbereich einer Theorie recht abstrakt auf eine festgelegte Anzahl oder Art von Charakteristika, Orientierungszielen oder Zielsetzungen ein. Sie beziehen sich jedoch nicht auf irgendwelche Einzelheiten … Die Behauptungen, die den Rahmen der Theorie definieren, sind im gleichen Sinne theoretisch wie andere Behauptungen der Theorie. Tatsächlich wäre die Annahme irrig, dass irgendwie die Substanz einer Theorie eine Sache wäre, der Rahmen aber etwas anderes. Rahmenfestlegungen gehören ebenso zur*

‚eigentlichen Theorie' wie die grundlegenden Annahmen über die in diesem Rahmen auftretenden Phänomene" (S. 27).

Hier konzentriere ich mich nun auf die fortgesetzte Untersuchung der Therapie-als-System, mit besonderem Augenmerk auf eine Theorie der Lösung, die unter folgenden Rahmenbedingungen angewandt werden kann:

1. Diejenigen, die miteinander interagieren:
   a) sind aufgabenorientiert (eine Beschwerde wird beschrieben, und erkennbare Ziele werden festgesetzt oder können zumindest festgesetzt werden, bzw. es werden Kriterien für die Beseitigung der Beschwerde formuliert) und
   b) kollektivorientiert (alle Beteiligten bemühen sich gemeinsam, das (die) Ziel(e) zu erreichen.
2. Der physische Ort bzw. der Rahmen ist ein Therapiezimmer, das an einen Beobachtungsraum angrenzt, und zwar durch
   a) einen Einwegspiegel,
   b) ein Haustelefon,
   c) ein Video- bzw. Audioaufnahmegerät und
   d) eine Tür.
3. Die Therapie wird von einem Team durchgeführt. Dazu gehören
   a) ein Therapeut, der sich mit dem Klienten in dem Therapiezimmer befindet,
   b) einer oder mehrere weitere Therapeuten, die hinter dem Spiegel sitzen, und zuweilen auch
   c) Supervisoren, Berater und
   d) Forscher.
4. Der Klient ist
   a) eine Einzelperson oder
   b) ein Paar oder
   c) eine Familie oder
   d) eines oder mehrere Familienmitglieder oder
   e) eines oder mehrere Mitglieder einer Arbeitsstelle, die um Hilfe bei der Behebung einer Beschwerde gebeten haben.

Die Rahmenbedingungen gelten nur für unsere Untersuchung der Therapie-als-System. Die von uns aufgestellte Theorie gilt nicht notwendigerweise für Therapiesitzungen in einem anderen Setting, d.h. in einem Zimmer ohne Spiegel, Team usw. – selbst wenn der Therapeut genau das anwendet, was wir bei unseren Untersuchungen herausgefunden haben. Wir gehen davon aus, dass eine Beziehung zwischen der Situation, in der wir unsere Theorie entwickelten, und dem gewohnten Rahmen besteht, aber dies kann nicht als sicher gelten, da jedwede Beobachtung den gewohnten Therapierahmen verändern würde. Wenn sie allerdings nicht übertragbar ist, dann gehört unsere Theorie ohne viel Federlesens auf den Müll. Viele der in diesem Buch beschriebenen Fälle wurden ohne Team behandelt und stellen die Anwendung der Theorie in der klinischen Praxis dar.

(Obwohl der Fokus bei der Familientherapie ein anderer ist, ist es offenkundig, dass die Rahmenbedingungen von einem Beobachter sinnvollerweise auch auf viele Familientherapieinstitute angewandt werden könnten. Allerdings müssten „Klient“ und die Beziehungen zwischen den verschiedenen Elementen anders definiert werden.)

Theoretisieren

Alle theoretischen Überlegungen zur Therapie-als-System müssen in diese Rahmenbedingungen passen. Das heißt, die Rahmenbedingungen definieren die Grenzen des „zu untersuchenden Systems“. Jedes einzelne Element sowie die Beziehungen der Elemente untereinander müssen berücksichtigt werden. Jedes weitere Element, das zu den theoretischen Überlegungen hinzukommt, ist entweder nicht zugehörig und sollte beseitigt werden oder muss in die Rahmenbedingungen integriert werden. Zum Beispiel liegt ein regelmäßiger Einsatz von Kotherapeuten (zwei Therapeuten gleichzeitig) im Zimmer mit dem Klienten außerhalb unseres Therapierahmens. Wenn Kotherapeuten hinzugezogen würden, hätten wir entweder die Wahl, unsere Theorie neu zu definieren (d.h., es sind immer zwei Therapeuten im Raum, bzw. unter bestimmten, festzulegenden Bedingungen sind immer zwei Therapeuten im Raum) oder diesen Tatbestand aus unserer Untersuchung auszuklammern. Wäre dies eine übliche Praxis, dann sollte sie aufgenommen werden, wenn es aber selten vorkäme, könnte sie ausgeschlossen werden (d.h. vorläufig jedenfalls, aber sie sollte Gegenstand weiterer Untersuchungen werden). Seltene Vorkommnisse werden nicht einfach abgetan, sondern sie werden für eine künftige Auswertung aufgehoben, denn wenn diese Vorkommnisse häufiger auftreten, muss die Theorie zumindest revidiert, ja vielleicht sogar über Bord geworfen werden. Sollte ein Expertensystem eventuell „online“ angeschlossen werden, d.h. würde es tatsächlich bei der Entscheidung über die erforderlichen Maßnahmen eingesetzt, dann müsste es in die Rahmenbedingungen aufgenommen werden.

Ein Blick auf die „Rahmenbedingungen“ macht deutlich, dass alle Personen (mit unterschiedlichen Rollen), Geräte, Sachgegenstände und eine gemeinsame Aufgabe einbezogen sind: Kontext, Rahmen und Verhaltensweisen sind miteinander in Verbindung stehende Teile des „zu untersuchenden Systems“. Das umfasst nicht nur die Beteiligten und ihre Beziehungen untereinander, sondern auch das Setting selbst gehört genauso zum „System“ und muss deshalb entsprechend bei der Beschreibung der Abläufe berücksichtigt werden.

Natürlich würde eine wie auch immer geartete „Systemtheorie“ für dieses Projekt sinnvoll erscheinen. Allerdings ist die typischste Art der Systemtheorie in der Welt der Therapie die „Theorie der Familiensysteme“, derzufolge Familien als „Systeme“ dargestellt werden können. Diese Version zieht also eine Grenze um die „Familie“ als das zu untersuchende System.

Da das von uns untersuchte System weiter gefasst ist, d.h. nicht beschränkt ist auf „Familienmitglieder und ihre Beziehungen untereinander“, erscheint eine allgemeinere Version der Systemtheorie sinnvoller. Deshalb machen wir eine Unterscheidung zwischen der Familiensystemtheorie – der Erforschung der Familie-als-System – und der Kybernetik – der Erforschung systemischer Muster und Formen.

Selbstverständlich gehen wir nicht davon aus, dass unsere Theorie die einzige ist, die in diese Rahmenbedingungen passt. Sie ist lediglich eine von vielen potenziellen Theorien, die bei denselben Abgrenzungen ebenso denkbar wären. Wir sind der Ansicht, dass unsere Theorie so lange Bestand hat, so lange unsere Erfahrungen sich in den abgesteckten Rahmen einfügen und pragmatisch gesehen, solange sie unseren Zweck erfüllt. Dies macht sie nicht etwa „besser“ als irgendeine andere Theorie, die auch in die Rahmenbedingungen passen könnte; es bedeutet lediglich, dass unsere Theorie unsere Erfahrungen bei der Untersuchung der Therapie-als-System jedenfalls überlebt hat.

Von Glasersfeld (1981) drückt das folgendermaßen aus:

> *„Empiriker und Statistiker behaupten seit langem, dass man keine Theorie je ‚beweisen‘ kann – man kann sie nur wider-*

legen. Anders ausgedrückt bedeutet dies, dass wir wissen können, wann eine Theorie oder ein Modell an die Grenzen unserer Erfahrungswelt stößt, die Tatsache, dass sie nicht an sie stößt, sondern irgendwie ‚durchkommt' und weiterhin Gültigkeit besitzt, rechtfertigt in keiner Weise die Überzeugung, dass die Theorie oder das Modell deshalb eine ‚reale Welt' darstellt" (S. 93).

Mit dieser Unterscheidung zwischen einer Theorie der Therapie, die auf der Familie-als-System basiert, und einer, die auf Kybernetik basiert, rede ich keineswegs einer dualistischen Auffassung *„entweder* Familientherapie *oder* Kurztherapie" das Wort, noch dränge ich auf eine Unterteilung entlang der Linie *„entweder* allgemeine Systemtheorie *oder* Kybernetik" so sehr solche Unterscheidungen dem Ordnungssinn auch entgegenkommen würden. Die Unterscheidungen erlauben uns schlicht und einfach, sowohl Ähnlichkeiten als auch Unterschiede zu betrachten.

Außerhalb der Rahmenbedingungen

Es ist wichtig, sich stets vor Augen zu halten, dass eine durch einen Rahmen definierte Theorie rein gar nichts über Dinge außerhalb dieser Rahmenbedingungen sagt. Die Rahmenbedingungen legen fest, welchen Bereich die Untersuchung umfasst, und alles andere gehört nicht dazu. Viele Anliegen, Probleme und Sorgen vieler Menschen, die sich mit Therapie (in welcher Form auch immer) befassen, liegen eindeutig außerhalb dieses theoretischen Rahmens. Dies ist mit Absicht so: Die Theorie bezieht sich nur auf Therapie-als-System.

Diese Eingrenzung mag strikt, möglicherweise sogar extrem erscheinen, aber hierdurch verfügt der Theoretiker, Forscher und Therapeut über eine genau definierte Situation zur Erforschung der Therapie. Obwohl wir auch die Interaktion studieren, ist die Situation der Theoriekonstruktion hier weniger kontrolliert als in einem Forschungslabor für menschliche Interaktion. Der Ablauf einer Sitzung ist fast formlos und natürlich, und deshalb sind die Abgrenzungen notwendig, damit unsere Darstellungen nicht allzu sehr durch Unbeobachtetes „verunreinigt" werden. Dies führt wiederum zu der Frage: *„Was passiert hier eigentlich?"* Müsste die Therapie nicht den Klienten dabei helfen, seine Alltagsprobleme zu lösen? Ja, aber nur bis zu einem gewissen Grade.

Traditionell waren Therapeuten der Überzeugung, sie müssten die klinische Situation durchdringen, dem äußeren Anschein auf den Grund gehen oder sehen, was dahinter steckt. Diese Überzeugung fußt auf der Annahme, das Wesentliche sei tief drinnen (in der Psyche oder im System?) verborgen. Es sind aber auch andere Annahmen möglich. Vielleicht ist gar nichts verborgen, und alles liegt offen zutage (wie Poes gestohlener Brief), und gefordert und hilfreich ist eine klare Sicht dessen, was vor sich geht. Etwas scheint nur deshalb verborgen zu sein, weil die Dinge, die vor unserer Nase liegen, so vertraut und einfach sind, und weil der Versuch, etwas zu durchschauen, wenn es nichts zu durchschauen gibt, einem Vexierbild gleichkommt.

Miller (1986) geht davon aus, dass „Probleme, Lösungen, das Passen (‚fit') und Veränderungen" alle als „Menschenwerk und deshalb als Artefakte therapeutischer Praxis zu betrachten sind" (S. 11) und dass die Probleme der Klienten am besten als Konstruktionen aufzufassen sind, die Aspekte ihres sozialen Lebens betreffen und die von ihnen in konkreten sozialen Beziehungen und Situationen verursacht werden. Aus dieser Perspektive der Problemsoziologie ist alles, was in der Therapiesituation abläuft, schlicht und ergreifend etwas, das die Beteiligten konstruieren.

Dieser Gedanke knüpft an die Vorstellung an, dass der Beobachter das Beobachtete beeinflusst, geht aber weit darüber hinaus. In der Therapiesituation beobachtet der Therapeut nicht nur das, was die Klienten sagen und tun, und beeinflusst sie dadurch; er hilft den Klienten auch durch Fragen und Kommentare, ihr Anliegen und ihr Verhalten erst einmal Gestalt annehmen zu lassen. Therapeuten und Klienten kooperieren miteinander bei der Erzeugung der therapeutischen Wirklichkeit, in der sie dann zusammenarbeiten. Dies heißt nichts anderes, als dass Therapeut und Klient gemeinsam eine Neukonstruktion dieser Aspekte in der Weise vornehmen, dass die Klienten sie nicht länger als problematisch empfinden.

5. Erarbeitung einer Theorie: Bemerkungen zur Methode

Der Prozess der Erarbeitung einer Theorie[1] begann mit einer Technik, die als „dichte Beschreibung“ bekannt ist. In diesem Verfahren beschreiben die Beobachter die (beobachteten) Therapiesitzungen oder Videobänder (oder eine Sequenz von Ereignissen) auf möglichst unterschiedliche Weise und von möglichst vielen Standpunkten aus. Durch die Auswertung der zahlreichen Deskriptoren suchten die Theoretiker und Forscher dann nach Übereinstimmungen in den Beschreibungen der Muster der verschiedenen Sitzungen, so dass eine „Karte“ oder ein „Stammbaum“ von lösungsorientierten Interviews entwickelt werden konnte.[2] Sobald diese „Familienähnlichkeiten“ (Wittgenstein 1953) identifiziert waren, wurde nach den zahlreichen Verzweigungen des Stammbaums gesucht.

Familienähnlichkeit

Da nicht alle Interviews identisch sind, fanden[3] wir Wittgensteins „Begriff der Familienähnlichkeit“ nützlich. Mit Ausnahme eineiiger Zwillinge haben die meisten Familienmitglieder nur wenige Merkmale gemeinsam. Man sagt, ein Neugeborenes habe z. B. Vaters Nase, Mutters Haare, Onkel Karls Kinn und scheint damit ausdrücken zu wollen,

[1] Dies war vor der Entwicklung von BRIEFER I. In der Tat entstand die Arbeit mit dem Expertensystem aus diesem Prozess und hängt von ihm ab.

[2] Uns erschien diese Methode auch vorteilhaft zur Schulung der Therapeuten in Interviewtechniken während der Ausbildung in Forschung und Theorieerarbeitung. So sind z. B. drei Videobänder über erste Sitzungen (jeweils eines von Brian Cade, John H. Weakland und Steve de Shazer) dicht beschrieben, und diese Beschreibungen werden auf Ähnlichkeiten und Unterschiede hin untersucht, die einen Unterschied machen.

[3] „Lösungsorientierte Interviews“ ist nicht unbedingt ein Familienähnlichkeitsbegriff, wie Wittgenstein ihn definierte. Sicherlich gibt es eine Ähnlichkeit: Es gibt keine einfache einheitliche Definition, und die beste Erklärung besteht in einer Reihe von Beispielen.

dass dies Charakteristika oder Zeichen der Familienzugehörigkeit sind. Die Schwester des Babies hat vielleicht Vaters Nase, Mutters Haare, Onkel Karls Kinn und Tante Martas Augen. Die Beobachter könnten jedoch durchaus übersehen, dass die Ohren beider Kinder denen des Nachbars ähneln.

Es geht nicht darum, ob die Muster irgendwie „gleich" sind oder gar darum, ob die den Interviews folgenden Beschreibungen der Muster „gleich" sind, sondern die Beschreibungen beinhalten „ein kompliziertes Netz von Ähnlichkeiten, die einander übergreifen und kreuzen, Ähnlichkeiten im Großen und Kleinen" (Wittgenstein 1953, 1966)[4], ein Netz, das den Stammbaum aufgrund der Ähnlichkeiten identifiziert. Die gemeinsamen Merkmale sind keine „Universalien" oder „Essenzen", sondern eher wie die Ähnlichkeiten zwischen einem musikalischen Thema und seinen Variationen. Eine Reihe von Beispielen ist vielleicht die einzige Möglichkeit zu beschreiben, was unter dem Begriff lösungsorientierter Interviews zu verstehen ist. Dies ist analog zu einer Ortsangabe mit dem ausgestreckten Finger, anstatt eindeutige Grenzlinien zu ziehen.

Wittgenstein verwendet den Begriff „Spiel", um „Familienähnlichkeitsbegriffe" zu illustrieren. Obwohl wir in etwa wissen, was ein Spiel ist, ist eine eindeutige Definition nicht möglich. Wir müssen deshalb eine Reihe von Beispielen miteinander verknüpfen. Wenn wir zunächst Baseball und danach Schach beschreiben, werden bestimmte Merkmale hinzugefügt, andere wiederum verschwinden (z. B. Schachfiguren und Bälle). Fügen wir dann das Merkmal „allein spielen" hinzu, kommen weitere andere Merkmale dazu, während wieder andere wegfallen, d. h. hier beispeilsweise der Wettkampf zwischen den Spielern. Soll ich dann mein Basketballtraining dazuzählen, das ich nur für mich alleine in der Einfahrt mache? Wir können dies zweifelsohne als etwas Spielähnliches erkennen, obwohl weder gewonnen noch verloren wird (Wittgenstein 1953, S. 67–71): Eine Familienähnlichkeit mit Basketball und folglich mit anderen Spielen ist gegeben. Wie andere Familienähnlichkeitsbegriffe ist „Spiel" nicht klar abgrenzbar.

[4] Die Verweise auf Wittgensteins „Philosophische Untersuchungen" beziehen sich auf Paragraphen und nicht auf Seitenzahlen.

Eine andere Illustration: Geometrische Figuren, die aus geraden Linien gezogen werden, gehören demselben Stammbaum an. So haben z. B. ein Rechteck und ein Dreieck eine gewisse Familienähnlichkeit.

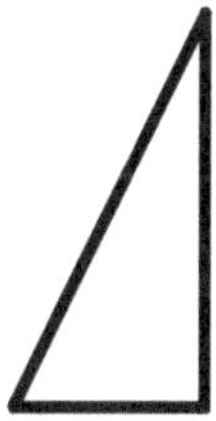

Sie passen sauber aufeinander und, was wichtiger ist, eine Raute würde auf eines oder beide passen.

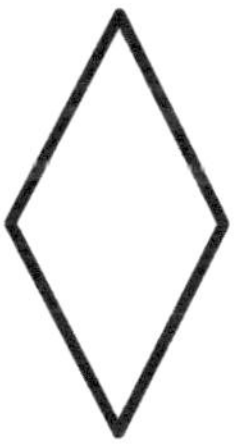

In der Tat ist der Begriff „passen" ein gutes Beispiel für einen Familienähnlichkeitsbegriff. Obwohl das Dreieck und das Rechteck zwei Seiten haben, die als isomorph beschrieben werden können, und deshalb aufeinander passen, passt die Raute, die mit keinem isomorph ist, auf das eine oder das andere genauso gut, wie das Dreieck und das Rechteck aufeinander passen.

Muster

Die Beschreibung der Muster ist eine Methode, Familienähnlichkeit nachzuweisen, aber es ist nicht unbedingt einfach, die Muster zu erkennen. Gelegentlich entsprechen sich zwei (Beschreibungs-) Muster nicht Punkt für Punkt. Die Ähnlichkeitsebene kann recht abstrakt sein.

Das folgende von Douglas Hofstadter (1985) entlehnte Beispiel veranschaulicht den Prozess der Mustererkennung recht deutlich.

Reihe A: 1234554321
Reihe B: 12344321

Folgen die beiden Reihen demselben Muster? Was entspricht im Beispiel der 4 in Beispiel A? Gewöhnlich lautet die Antwort: die „3" auf beiden Seiten des 4er-Paares.

Reihe C: 11223344544332211

Folgt C demselben Muster? Wenn ja, was entspricht der 4 in A im Beispiel C? Intuitiv scheint es irgendwie demselben Muster oder irgendeiner Variation des Musters zu folgen. Die üblichste Antwort lautet: die „44" auf beiden Seiten der einen 5. Damit wurde die Reihe so unterteilt: 11-22-33-44-5-44-33-22-11. Interessanterweise kann die Reihe auch anders unterteilt werden: 11-22-33-44544-33-22-11, und die Antwort lautet: die „33" auf beiden Seiten der 44544 als der „zentralen Gruppe"! Die Frage bei allen drei Reihen lautet: Was dient als Angelpunkt? Mit den Interviewmustern verhält es sich manchmal nicht so einfach, und die Forscher werden aus einer scheinbar anderen Art Muster nicht so recht schlau.

Reihe D: 12345678
Reihe E: 1357654321

Bei diesen Reihen könnte man bestimmte Zweige derselben Familie ausmachen, da sie die „1234" oder „4321" Bewegung gemeinsam haben, oder sie könnten verschiedenen „Stammbäumen" angehören bzw. einer Anomalie, da D keinen Drehpunkt hat und nicht zum Ausgangspunkt zurückkehrt. Nur andere Reihen ohne Dreh- und Angelpunkt, die ähnliche Muster bilden, und das Vorhandensein anderer Ähnlichkeiten gestatten dem Forscher oder Theoretiker, diese Entscheidung zu treffen. Dies ist analog zur Frage (oben), ob es zur Familie der Spiele zu zählen ist, wenn ich alleine in der Einfahrt Basketball trainiere.

Wie wir gesehen haben, lässt sich ein Zweig des Stammbaums erkennen, indem die Arbeit des Therapeuten mit seinem Klienten als „Versuch, die Unterschiede zwischen der Beschwerde und den Ausnahmen zu definieren", beschrieben wird. Ganz ohne Frage geschieht dies nicht in allen Sitzungen, da nicht jede Sitzung eine Beschreibung einer erfolgreichen „Suche nach nützlichen Ausnahmen" beinhaltet. Die Forscher schauen sich dann die Fülle der Beschreibungen an und suchen nach Unterschieden, die diesen Ast als einen bestimmten Zweig des Stammbaums ausweisen. Auf diese Art und Weise versuchen die Forscher, in ihren Karten alle Unterschiede aufzunehmen, die offenbar einen Unterschied machen.

Werden beispielsweise die „Unterschiede zwischen den Ausnahmen und der Beschwerde" beschrieben, so stellt der Therapeut dem Klienten anschließend häufig eine Aufgabe, in die diese Unterschiede integriert sind. Sind die „Unterschiede" jedoch nicht beschrieben, gibt der Therapeut dem Klienten häufig eine Aufgabe, die den Klienten dazu anhält, täglich vorauszusagen, ob der nächste Tag dem Ausnahmemuster oder dem Beschwerdemuster entsprechen wird. Da bei einer erfolglosen „Suche nach nützlichen Ausnahmen" keine dieser Aufgaben verwendet wird, können Zweige des Stammbaums deutlich identifiziert und beschrieben werden.

Änderungsgespräch

Im weitesten Sinne ist „Veränderung" der Grund für eine Therapie. Der Klient kommt in die Therapie mit dem Wunsch, sein Problem zu lösen. Innerhalb dieses Grundgerüstes beschreiben die Klienten ihr Problem: ein Prozess, der im Verlauf des Gesprächs zwischen Klienten und Therapeuten Gestalt annimmt. Therapie befasst sich genau mit diesen Beschreibungen oder Auslegungen, und deshalb fokussiert das Interview primär darauf, den Klienten dabei zu helfen, ihre (problematische) Erfahrung anders zu deuten. Wenn demnach bei einem Interview der Klient am Anfang berichtet, dass er die ganze Zeit niedergeschlagen sei, und am Ende, dass er nur 80 % der Zeit niedergeschlagen sei, dann war dieses eine Interview erfolgreich.

In gewissem Sinne kann man das Interview folgendermaßen beschreiben: Dem Klienten geht es wie dem Schriftsteller, der mit dem Schluss des Kapitels, an dem er gerade arbeitet, sehr unzufrieden ist. Er erzählt seine Sorgen seinem Lektor, der sich das bisher Geschriebene anschaut und – da er sich frisch damit befasst – in der Lage ist, unterschiedliche Schlussvariationen zur Wahl zu stellen. Der Autor kann dann entscheiden, welche der Vorschläge – wenn überhaupt – für ihn brauchbar oder passend sind. Häufig reicht es, dass der Autor Schlussvariationen erfährt, um mit seiner Arbeit nicht länger unzufrieden zu sein. Selbstverständlich ist dann der Lektor sozusagen zu einem Mitautor geworden, da das Ende zustande kam, weil er zur Realität des Autors alternative Anschauungen beigesteuert hat.

Es ist also die Aufgabe des Therapeuten, den Klienten dabei zu helfen, so mit dem Leben zurechtzukommen, dass sie damit zufrieden sind. Natürlich gibt es viele infrage kommende nützliche Konstruktionen, die für jeden Klienten in jeder Situation passen. Womöglich ist die spezifische Deutung unwichtig. Es kommt darauf an, dass die Klienten die Lösung finden, die sie und der Therapeut so ausbauen, dass sie zufrieden stellend ist. Dieser Ansatz impliziert, dass eine Änderung der Art und Weise, wie Klienten ihre in ihren Berichten oder Gesprächen gespiegelte Erfahrung deuten, dazu beiträgt, dass sie andere Erfahrungen machen, was wiederum andere Beschreibungen in den darauf folgenden Sitzungen hervorruft.

Dies deutet darauf hin, dass das Interview eine Deutung oder Beschreibung des „Problems" der Klienten ist, dessen Zweck darin besteht, in der von den Klienten beschriebenen Situation eine Änderung zu bewirken. Da das Interview eigentlich ja nur ein Gespräch ist, wird unter der angesprochenen Änderung genauer ein „Gespräch der Änderung" oder noch einfacher ein „Änderungsgespräch" (Gingerich, de Shazer a. Weiner-Davis 1987) verstanden. Das Änderungsgespräch kann in Berichten der Klienten bestehen, wie sich die Dinge außerhalb des Therapierahmens geändert haben, oder in einer merklich anderen Darstellung der Situation durch die Klienten innerhalb des Therapierahmens. In beiden Fällen ist das Änderungsgespräch Zweck des Interviews (Gingerich, de Shazer a. Weiner-Davies 1987), und Zweck der Hausaufgaben ist es, dem Klienten zu helfen, seine Erfahrungen anders zu deuten und somit die Beschreibungen seiner Situation abzuwandeln, d. h. vermehrtes Änderungsgespräch in nachfolgenden Sitzungen.

Häufig drücken Klienten ihre Beschwerden so aus:

„Ich bin niedergeschlagen."
„Ich bin ängstlich."
„Ich bin bulimisch."

Die Form dieser „Ich-bin-X"-Aussage ist ähnlich wie:

„Ich bin rothaarig."
„Ich bin männlich."
„Ich bin Franzose."

Diese letzteren Aussagen, die eine „Ich-bin-X"-Form verwenden, beschreiben die Eigenschaft eines „Fließgleichgewichts"; die durch den Gebrauch derselben Form verursachten Ähnlichkeiten mit den vorhergehenden verleiten uns womöglich zu der Ansicht, es handle sich um „dieselbe Sache". Das heißt, die „Ich- bin"- Signale gleichen Beschreibungen, und deshalb können „Niedergeschlagenheit", „Angst" und „Bulimie" irrtümlicherweise ebenso wie „rothaarig", „männlich" und „Franzose sein"als unveränderliche Zustände angesehen werden. Wie Wittgenstein (1980) sagte: „Wenn Wörter in unserer Umgangssprache prima facie analoge Grammatiken haben, sind wir geneigt zu versuchen, sie analog zu deuten; d.h., wir versuchen, die Analogie durchweg bestehen zu lassen" (S. 23).

Werden Klienten gefragt, woran sie merken, dass sie niedergeschlagen sind, erwähnen sie eigenartigerweise häufig gelegentliche „gute Tage". Damit wird Niedergeschlagensein teilweise durch „Nicht-Niedergeschlagenheit" definiert. Nach der Logik des Klienten dürften Ausnahmen nicht vorkommen, da dies hieße, dass jemand die Tatsache, dass er Franzose ist, damit erklärt, dass er nicht Franzose ist.

Allerdings werden diese „guten Tage" nicht als ein Unterschied angesehen, der einen Unterschied macht. Wird das Problem in einen Rahmen gepresst, der „Niedergeschlagensein" heißt, werden die „guten Tage" als trivial abgetan. Offenbar werden die Klienten durch die Form ihrer Aussage „ich bin niedergeschlagen" und deren Ähnlichkeit zu der Aussage „ich bin Franzose" in die Irre geführt. Sind allerdings die Ausnahmen, die „guten Tage", erst einmal als Unterschiede, die einen Unterschied machen, rekonstruiert, dann können sie zu einer befriedigenden Lösung führen. Sobald Zweifel auftauchen, sobald die Ausnahme als Ausnahme angesehen wird, die einen Unterschied macht, kann der Klient die Form oder Grammatik seiner Aussage in „manchmal fühle ich mich niedergeschlagen" ändern. Dieses Änderungsgespräch erlaubt dann dem Klienten, manchmal auch nicht niedergeschlagen zu sein.

Prozessforschung

Die Entwicklung des Änderungsgesprächskonzeptes führte zu einigen Untersuchungen der Interaktion zwischen Therapeut und Klient während des Interviews (Gingerich, de Shazer a. Weiner-Davies 1987). Wir wollten gerne wissen, was der Therapeut, wenn er während der Sitzung das Änderungsgespräch entwickeln wollte, und der Klient

Geeignetes machten, um das Änderungsgespräch voranzutreiben. Ein auf Gottman (1979) bezogenes Kodierungsschema wurde entwickelt, das Therapeuten- und Klientenkodes enthielt.

Inhaltskodes – Therapeut

I Informationssammlung / Inganghalten der Sitzung:
- Bitte an den Klienten, das Problem zu beschreiben / erklären;
- Aufgaben des Inganghaltens aufnehmen, d. h. zusammen -fassen, klarstellen, Kontakt pflegen etc.;
- vom Klienten beschriebene Änderungen einbeziehen, die der Therapeut nicht als Änderungen anzuerkennen scheint;
- bei gezielter Frage nach positiver Änderung Kode wie unter E.

C Interventionen, die Änderungen bewirken:
- Umdeuten des Bezugsrahmens, d. h., der Therapeut schlägt vor, die Situation des Klienten auf eine andere Art und Weise zu betrachten … der Therapeut behauptet, dies ist ein Unterschied, der einen Unterschied macht … beinhaltet Normalisieren, Identifizieren und Bezeichnen von Änderungen, Etablieren einer „Ja-Haltung" etc.;
- Verhaltensänderung, d. h., der Therapeut fragt, was der Klient (in Zukunft) anders machen wird, wenn das Ziel erreicht ist, oder sagt: „Mach etwas anders!";
- Kode C, wenn der Therapeut versucht, eine Änderung IN DER ZUKUNFT zu bewirken.

E Berichte über Änderungen / Hausaufgaben / Ausnahmen anregen:
- Bitte an den Klienten, über positive Änderungen zu berichten, diese zu verdeutlichen oder näher auszuführen;
- Frage an den Klienten nach Ausnahmen vom Problem;
- Bitte an den Klienten, seine „Weltsicht" zu erklären;
- E bezieht sich auf Änderungen, DIE SCHON GESCHEHEN SIND.

A Positive Änderungen vertiefen oder verstärken („cheerleading"):
- Kode A, wenn der Therapeut eine vom Klienten berichtete oder demonstrierte Änderung vertieft oder verstärkt;
- der Therapeut lobt oder macht dem Klienten wegen der Änderung, die der KLIENT BERICHTET UND ERKANNT HAT, Komplimente;

– A geschieht häufig in Form eines Ausrufs.

Über Ziele / Zeichen positiver Änderungen verhandeln:

– Kode G, wenn der Therapeut versucht, den Klienten dazu zu bringen, ein Ziel näher zu bezeichnen oder einem Ziel zuzustimmen;
– über das Ausmaß der Änderung verhandeln;
– beinhaltet das nochmalige Aushandeln der Ziele in späteren Sitzungen.

Inhaltskodes – Klient

I Information / Aufrechterhaltung / Geschäft:

– Fortbestehen des Problems / keine positive Änderung;
– Smalltalk;
– dem Therapeuten das Problem erklären oder ihn bitten, es zu erklären.

C Positive Änderungen in Problembereichen oder anderen Bereichen:

– Klient beschreibt / berichtet über positive Änderungen des Problems / der Situation;
– Klient erklärt / erläutert positive Änderungen;
– Klient beschreibt / berichtet positive Änderungen aus seiner Sichtweise des Problems;
– Klient beschreibt / berichtet *erkannte* Ausnahmen vom Problemmuster;
– Kode C, wenn der Klient beschreibt, wie es war, um zu erklären, was jetzt anders ist;
– wenn der Klient beschreibt, wie es anders sein könnte, aber nicht die Erwartung zeigt, dass es anders sein wird, Kode I.

U Nicht erkannte positive Änderungen:

– Klient berichtet über Änderungen, aber erkennt sie nicht als solche;
– berichtet von nicht erkannten Ausnahmen vom Problem.

G Klient spezifiziert Ziel / Zeichen der Änderungen:

– Klient beschreibt, wie es anders sein wird, d. h. verhandelt über Änderungsziele / -zeichen;
– Kode G nur, wenn der Klient zu verstehen gibt, dass er den Glauben oder die Intention hat, Ziele zu erreichen.

Y Ja-Haltung“:
- Klient signalisiert, dass er die Mitteilung akzeptiert, die der Therapeut gerade im Begriff ist zu äußern;
- Klient ist offen für das, was der Therapeut sagt.

Die Interviews wurden dann mithilfe von Transkripten und durch das Anschauen von Videobändern über die Sitzungen mit Kodes versehen; die Interraterreliabilität wurde bestätigt, und dann wurden die Muster der Kodes studiert.

Forschung verändert die Praxis

Die Analyse der vor diesem Projekt durchgeführten Sitzungen hatte gezeigt, dass Änderungsgespräche der Klienten (C) in der zweiten und den folgenden Sitzungen häufig, in der ersten aber selten waren. Informationen der Klienten (I) dominierten die erste Sitzung. Wir stellten fest, dass nach dem Versuch des Therapeuten, den Klienten zu einem Änderungsgespräch zu bewegen (E), dieses mehr als vier mal häufiger vorkam und auch nach einer positiven Reaktion (A) des Therapeuten eher fortgesetzt wurde.

Die Analyse der im Verlauf dieses Projekts durchgeführten Sitzungen ergab, dass Änderungsgespräche der Klienten (C), Anregungen des Therapeuten (E) und Verstärken (A) in der ersten Sitzung viel häufiger vorkamen als vorher. Information der Klienten (I) dagegen kam weniger häufig als früher vor.

Die gründliche Suche nach Ausnahmen und danach, wie der Klient herausfinden kann, dass das Problem gelöst ist, hat sich bei der gezielten Anregung von Änderungsgesprächen mit den Klienten in der ersten Sitzung als nützlich erwiesen. Infolgedessen haben wir auf vieles von dem, was wir in der ersten Sitzung gemacht hatten, verzichtet, und stattdessen damit begonnen, zu Veränderungsgesprächen anzuregen. Dadurch fällt ein großer Teil der üblichen ersten Sitzung praktisch weg. Verhaltensweisen der zweiten Sitzung, sowohl von Klient als auch von Therapeut, rückten in die erste Sitzung vor. Vor diesem Projekt war ein Klient durchschnittlich auf sechs, danach auf fünf Sitzungen gekommen (de Shazer et al. 1986). Wir sind uns nicht sicher, ob diese Abnahme aufgrund des Projekts zustande kam.

Was nicht auf der Karte ist

Wie bei jeder Karte ist es auch bei unserer Landkarte wichtig, sich zu vergegenwärtigen, dass die Landkarte nicht die Landschaft ist. Unsere Karte (oder Stammbaum lösungsorientierter Interviews) ist einer Straßenkarte ähnlich, die uns wenig oder nichts über Umwege, Geländehöhen, die Arten des Geländes, Hügel und Täler und unbefestigte Straßen sagt (Informationen, die sich jedoch als nützlich und interessant erweisen könnten). Um die Metapher zu wechseln: Solche Landkarten sind wie Städte: Man kann nie sagen, eine Stadt sei vollständig oder unvollständig. Das bedeutet, dass die Karte die Deskriptoren, die keinen Unterschied zu machen schienen, bzw. das, was für eine bestimmte Therapiesitzung idiosynkratisch erschienen war, ausschließt.

(Diese seltenen oder einmaligen Ereignisse wurden als „potenzielle Anomalien" festgehalten, die uns veranlassen könnten, unsere Landkarte zu revidieren und eine weitere Verzweigung in sie aufzunehmen.) Deshalb findet sich auf dieser Karte nichts über Interviewtechniken, die die Therapeuten verwenden, um den Klienten „bei der Suche nach Ausnahmen von der Beschwerderegel" zu helfen. Genauso wenig gibt es etwas über die Verfahrensweisen der Therapeuten und der Klienten „bei der Beschreibung der Unterschiede zwischen Ausnahmen und Beschwerden", und es gibt nichts, das darauf hinweist, ob Klient und Therapeut über vergangene oder physiologische Aspekte der Beschwerde im Gegensatz zu ihren soziologischen Aspekten gesprochen haben.

Die Karte ist eher „be-schreibend" als „vor-schreibend". Sie beschreibt eher, was lösungsorientierte Therapeuten tun, und nicht, was sie tun sollten. Deshalb ist sie keine Karte, die den „richtigen Weg" oder den „einzigen Weg" oder gar den „besten Weg" angibt. Es ist einfach eine Kartierung des Verhaltens der Therapeuten im BFTC während eines Interviews, die erkennen lässt, dass zwischen verschiedenen „lösungsorientierten" Interviews eine Familienähnlichkeit besteht. Es ist wichtig festzuhalten, dass die Karte nichts aussagt über das, was sich als „falscher Weg" zum Aufbau eines lösungsorientierten Interviews herausstellen könnte, d. h., nur weil er nicht erwähnt wird, bedeutet das keineswegs, dass er für Klient und Therapeut nicht nützlich sein könnte.

Die zentrale Karte (s. die folgenden Kapitel) und die zahlreichen auf dieser Karte aufgebauten Abschnittskarten oder Diagramme sind das Resultat der Verwendung der dichten Beschreibungstechnik in vielen Fällen und der Prozessforschung. Bevor die Beobachter in der Lage sind, Unterschiede zu sehen oder für Unterschiede empfänglich zu sein, müssen sie offensichtlich entsprechend viele Interviews anschauen, damit sie von der Gleichheit überwältigt werden. Deshalb können wir zuversichtlich sein, dass das Gleichbleibende in den vielen Interviewbeschreibungen auch wirklich die Ähnlichkeiten beschreibt und nicht bloß Hypothese ist oder auf voreiligen Verallgemeinerungen darüber, „wie die Dinge sein sollten",[5] basiert.

[5] Siehe auch Kapitel 2 bezüglich dieser Zuversicht.

6. Eine Theorie der Lösung

Obwohl wir unseren Stammbaum lösungsorientierter Interviews als „Landkarte" bezeichnen – weil er wie eine Karte aussieht –, ist es zutreffender, von einer Theorie zu sprechen.[1] Diese Theorie der Lösung wurde innerhalb unserer Rahmenbedingungen beim Anwenden der in den vorhergehenden Kapiteln beschriebenen Methoden entwickelt. Sie basiert auf unseren Beschreibungen von Ähnlichkeiten und Unterschieden therapeutischer Interviews im BFTC. Die Theorie umfasst ein einfaches Set von Aussagen, die als Beschreibungsprinzipien für ein lösungsorientiertes Kurztherapiemodell angewandt werden. Die Theorie oder Landkarte ist wohl eher der Versuch zu beschreiben, was wir tun, als vorzuschreiben, was getan werden sollte, wenn auch die Landkarte (eine Darstellung der Theorie der Lösung) als Entscheidungsbaum benutzt werden kann, vorausgesetzt der Benutzer erinnert sich, dass die Landkarte nicht die Landschaft ist. Vieles von dem, was in bestimmten Sitzungen geschieht, ist vielleicht auf der Landkarte nicht verzeichnet, z. B. gibt es keine Beschreibung der Vorgehensweisen, die bei der Suche nach Ausnahmen nützlich sein könnten. Diesbezügliche Beschreibungen befinden sich in denjenigen Kapiteln, in denen die einzelnen Abschnitte der Landkarte detailliert betrachtet werden.

In vieler Hinsicht sind sich Theorien und Landkarten sehr ähnlich. Genauso wie bei einer Landkarte besteht das Ziel einer Theorie nicht darin, etwas über ihr Gebiet selbst zu behaupten, sondern es

[1] Der Begriff „Theorie" wird von Familientherapeuten häufig recht ungenau verwendet. Theoretisches Denken, wie z. B. von Dell (1985), Keeney (1983) und Tomm (1984), ist wohl mit den Begriffen Metatheorie oder Erkenntnistheorie besser bezeichnet als mit Theorie. Obwohl ihre Gedanken über Theorie wertvoll sind, hat diese Arbeit nicht die Spezifizität, die nötig wäre, um sie als Theorie zu bezeichnen.

vielmehr auf eine verständliche Art und Weise darzustellen. Die Behauptungen stecken in den Erläuterungen oder Beschreibungen der Landkarte, d.h. dem theoretischen Denken. Wie eine Landkarte enthält eine Theorie Elemente, die nicht empirisch oder pragmatisch sind. Das sind aber keineswegs Behauptungen, sondern vielmehr Bestandteile des zur Darstellung des Bereichs benutzten Apparates. Alle Elemente einer Theorie wie „Fakten", „Daten", „Strukturen" und „Gesetze" sind zusammengetragene Beschreibungen oder Formulierungen oder Deutungen – Interpretationen. Es gibt keine „Fakten", „Daten", „Strukturen" oder „Gesetze" an sich; es gibt nur Zusammengetragenes. Streng genommen gibt es immer nur Deutungen oder Interpretationen.

Landkarten lesen

Oben auf der Landkarte befinden sich kodierte Beschreibungen dreier Beziehungstypen, die sinnvollerweise voneinander unterschieden werden. Die Kodes scheinen leider die Klienten zu etikettieren, anstatt die Interaktion zwischen Therapeut und Klient zu beschreiben. Aber Landkarten sind nun einmal so: Häufig wird ein großer Klecks benutzt, um San Francisco darzustellen, obwohl diese Stadt, wir wir alle wissen, nichts Klecksiges an sich hat. Die Kodenamen für diese Beziehungen werden nur dazu verwendet, um Teile der von der Theorie abgedeckten Bereiche darzustellen. Im Verlauf einer Therapiesitzung, insbesondere der ersten, konstruieren Therapeut und Klient gemeinsam eine Beziehung, die auf der jeweils anstehenden Aufgabe basiert. Wird dieses Verhältnis missverstanden oder falsch beschrieben, können Schwierigkeiten verschiedenster Art die Folge sein. Einer Mutter zu sagen, sie sollte ihr Kind zur Schule bringen, obwohl das Kind weint, ist vermutlich keine sehr geeignete Intervention, wenn die Mutter der Meinung ist, das Kind selbst sollte dafür sorgen, dass es zur Schule kommt, und dass sie, die Mutter, nichts tun muss, damit das geschieht.

Beziehungsmuster zwischen Therapeut und Klient

Die unterschiedlichen sich im Gespräch zwischen Therapeut und Klient entwickelnden Beziehungstypen lassen sich am sinnvollsten in drei Gruppen unterteilen. Der allgemeine Begriff „Klient" wird gleichermaßen verwendet für „Besucher" („visitors"), „Klagende" („complainants") und „Kunden" („customers"). Man würde diese

ZENTRALKARTE

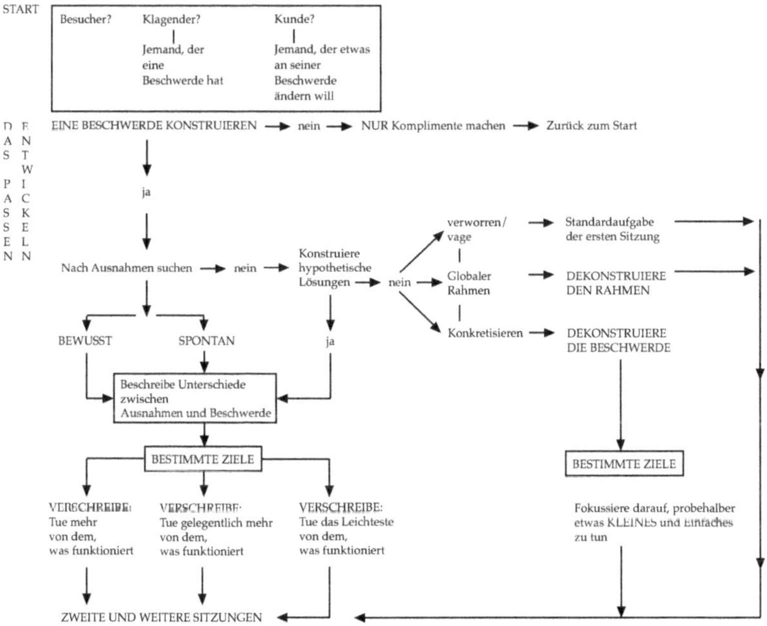

ZWEITE UND FOLGENDE SITZUNGEN

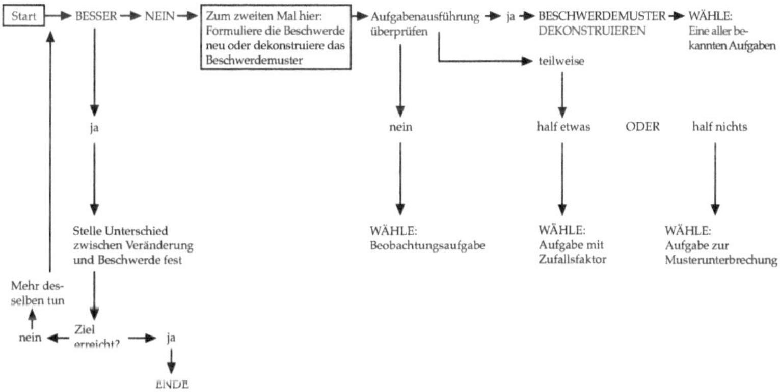

Unterscheidung falsch verstehen, würde man sie mit „Motivation" oder „Bereitschaft zur Therapie" oder mit irgendwelchen Eigenschaften der Klienten gleichsetzen. „Besucher" brauchen jemanden, den sie besuchen können, „Klagende" jemanden, bei dem sie sich beschweren können, und „Kunden" jemanden, bei dem sie etwas kaufen können. Diese „Etiketten" dienen nur dazu, dem Beobachter die Beziehung zwischen Therapeut und Klient skizzenhaft zu beschreiben.

Besucher?

Gelegentlich scheint jemand keine Beschwerde zu haben, und der Grund dafür, dass er sich im Therapiezimmer befindet, ist, dass er geschickt oder mitgenommen wurde. In einer solchen Situation ist es durchaus möglich, dass die Person mit der Beschwerde gar nicht anwesend ist. Ein Bewährungshelfer, Richter, Schulrektor, der Partner oder die Partnerin oder ein Elternteil kann die Person zum Therapeuten geschickt haben. Druck könnte explizit, z.B. in Form einer gerichtlichen Verfügung, oder implizit, z.B. durch eine unausgesprochene Androhung der Scheidung, ausgeübt worden sein.

Da keine Beschwerde vorliegt, die behandelt werden kann, kann die Therapie nicht beginnen (diese Situation liegt außerhalb unserer theoretischen Rahmenbedingungen), und es wäre deshalb ein Fehler, würde der Therapeut zu intervenieren versuchen, auch wenn das „Problem" für einen Beobachter offenkundig ist. Es muss damit gerechnet werden, dass solche „Besucher" jede Intervention zurückweisen. Wenn dem Therapeuten der Fehler unterläuft, nicht zu erkennen, dass es sich um Besucher handelt, entsteht in so einem Fall eine klassische „widerständige Beziehung" zwischen ihm und den übrigen Anwesenden.

Irgendwann wird jeder Therapeut mit einer solchen Situation konfrontiert. Er sollte dann lieber etwas Sinnvolles tun, statt eine problematische Beziehung entstehen zu lassen. In einer solchen Situation ist es für einen Therapeuten wohl sinnvoller, sich „besuchen" zu lassen, und nicht zu versuchen, diese „unfreiwilligen Klienten" davon zu überzeugen, dass sie eine Therapie brauchen. (Bei einem „unfreiwilligen Klienten" gibt es dann natürlich auch einen „unfreiwilligen Therapeuten", was die ganze Situation nicht gerade erleichtert.) Kooperation ist unwahrscheinlich, wenn die Besucher meinen, sie hätten keine Therapie nötig, der Therapeut das aber meint und auch äußert.

Zum Glück kann unsere Art der Gesprächsführung in einer solchen Situation recht nützlich sein, und einige unserer Leitlinien geben auch Hinweise darauf, was dann getan werden kann:

1. Stets so freundlich wie möglich sein;
2. als anwesender Therapeut *immer* auf der Seite der Interviewten stehen;
3. Ausschau halten nach dem, was funktioniert, und nicht nach dem, was nicht funktioniert.

Befindet sich z.B. eine Familie im Therapiezimmer, weil sie der Jugendhelfer geschickt hat, nimmt sie es diesem oft übel, dass er sie dazu aufforderte. Das wird besonders deutlich, wenn die Eltern glauben, dass das Ganze das Problem des Kindes und nicht ihr Problem sei. Manchmal kann dies der Ausgangspunkt sein, um eine Beschwerde zu entwickeln. „Der Bewährungshelfer sitzt uns im Nacken. Wie werden wir ihn wieder los?" Die Therapie kann sich dann darum drehen, dem Bewährungshelfer zu beweisen, dass sie keine Therapie nötig haben. Wie können sie ihm das beweisen? Nur, indem sie sich ändern – und die Therapie kann so beginnen. Jedoch wird ein solcher Kontrakt kaum in der ersten Sitzung zu entwickeln sein. Deshalb hat es sich für uns als nützlich herausgestellt, den Besuchern am Ende der ersten Sitzung einige Komplimente zu machen, ihnen aber keine Aufgabe zu stellen. Nicht selten fällt daraufhin die Bemerkung, „dies ist das erste Mal, dass mir ein Berater etwas Freundliches gesagt hat". So entwickelt sich allmählich das Passen („fit"), und in der folgenden Sitzung wird vielleicht eine brauchbare Beschwerde vorgebracht.

Klagende?

Ein therapeutisches Gespräch kann so interpunktiert werden, dass es mit der Beschwerde beginnt. Egal wie verschwommen, vage, global oder spezifisch, jede Beschwerde ist ein Zeichen, dass der Therapeut und die anderen Teilnehmer mit der Therapie beginnen können. Deshalb ist „Klagender" ein Kodename für eine geschäftsähnliche Beziehung, eine Beziehung, in welcher der Klient eine Lösung als Resultat des Interviews erwartet. Im Allgemeinen ist die vorliegende Aufgabe für alle Beteiligten klar. Wenn der Therapeut sich mit einem

Paar oder einer Familie unterhält, bekommen freilich manche der Beziehungen den Kodenamen „Besucher", während andere wiederum „Klagender" genannt werden. In einem solchen Fall kann der Therapeut nur erwarten, dass die Leute, die mit ihm eine Beziehung als Klagende eingehen, auch tatsächlich Teil der Therapie sind. Die Unterscheidung in Besucher und Klagende legt nahe, dass sich die Klagenden Aufgaben gegenüber kooperativ verhalten werden. Führt ein Besucher eine Aufgabe aus, ist das eine unerwartete Zugabe, und der Therapeut muss seine Vorstellungen hinsichtlich dieser Beziehung revidieren. Manchmal behindert es die Therapie oder schafft allseits Verwirrung, wenn Besucher weiterhin zu Sitzungen eingeladen werden. Deshalb kann es ratsam sein, nur den oder die Klagende(n) zur nächsten Sitzung einzuladen.

Kunden?

Gibt der Klagende im Verlauf einer Sitzung klar zu erkennen, dass er nicht nur seinen guten Willen bekunden, sondern tatsächlich *etwas* gegen sein Problem unternehmen will, bezeichnen wir die Beziehung zwischen dem Therapeuten und dem Klienten mit dem Kodenamen „Kunde". Die Unterscheidung zwischen Kunden und anderen Klagenden geschieht allein durch die Art, wie sie ihre Situation und ihre Ziele beschreiben. In solchen Situationen kann der Therapeut Verhaltensaufgaben geben in dem vollem Vertrauen, dass der Kunde die Aufgabe ausführen und auch sinnvoll finden wird. Unterhält sich also der Therapeut mit einem Paar oder einer Familie, können einige den „Klagenden" und andere wiederum den „Kunden" zugeordnet werden, und jeder Beziehungstyp gibt Hinweise darauf, welche Aufgabenart passt: für Kunden Verhaltensaufgaben und für Patienten Beobachtungs- oder Denkaufgaben.

Natürlich ändern und entwickeln sich diese Beziehungen im Verlauf einer Serie von Gesprächen. Besucher können zu Patienten, Patienten zu Kunden und Kunden zu Patienten werden. Ihre Beschreibungen dessen, wie sie die vorangegangenen Aufgaben erfüllt haben, gibt hier einen guten Anhaltspunkt. Antworten sie in Begriffen des Verhaltens, könnten sich Verhaltensaufgaben als sinnvoll erweisen. Anworten sie in Begriffen des Wahrnehmens oder des Begreifens, werden eher Aufgaben günstiger sein, die nicht verhaltensbezogen sind.

Das Passen entwickeln

Am linken Rand der Landkarte befindet sich ein weiterer klecksartiger Eintrag, der mit dem Etikett „Das Passen entwickeln" versehen ist. Er repräsentiert einen weiteren Aspekt des Bereiches, ohne im mindesten zu erklären, was er bedeutet. Obwohl das, was in einem Interview zu tun ist, um zu einer geeigneten Intervention zu gelangen, als Entscheidungsbaum bezeichnet werden kann, gehört doch etwas mehr dazu. Irgendwie muss der Therapeut entscheiden, wie mit den Leuten umzugehen ist, mit denen er ein Gespräch führt. Der Therapeut ist schließlich für das, was während der Sitzung geschieht, verantwortlich, egal ob es sich um Besucher, Klagende oder Kunden handelt. Es ist kein beiläufiges Gespräch, wie man es mit den Leuten in der Kneipe um die Ecke hat.

Im Verlauf der Sitzung muss der Therapeut zu den Leuten, die er interviewt, ein Passen („fit") entwickeln. Obwohl diese Art Beziehung zeitlich auf die Dauer der Therapie begrenzt ist, bedarf sie einer besonderen Nähe, Aufgeschlossenheit oder Harmonie. Ist dieses Passen einmal hergestellt, hören alle Teilnehmer aufmerksam zu, was die anderen zu sagen haben. Im extremsten Fall reagiert die hypnotisierte Person nur auf die Stimme des Hypnotiseurs (dies wird als „es besteht ein Rapport" bezeichnet). Passen ist ein gegenseitiger Prozess, an dem sowohl der Therapeut als auch die Menschen, mit denen er sich unterhält, beteiligt sind; im Verlauf dieses Prozesses beginnen sie sich zu vertrauen, schenken einander große Beachtung und akzeptieren die jeweiligen Weltbilder als einleuchtend, wertvoll und bedeutsam. Indem er das Weltbild des Klienten akzeptiert, kann der Therapeut viel dazu beitragen, das Problem so einfach und leicht wie möglich zu lösen:

> *„Es war einmal ein Patient im Krankenhaus, der sich für Jesus Christus hielt. Nachdem Milton Erickson sich mit ihm eine Weile über die verschiedenen Geschenke, die Gott dieser Welt gegeben hat, unterhalten hatte, stellte es sich zufällig heraus, dass das Labor Bücherregale benötigte, und folglich sagte er zu diesem Patienten, dass er sicherlich [da er Jesus sei] Erfahrung als Zimmermann habe. Er baute dann einige Bücherregale und wurde zum Mann für alles im Labor" (Haley 1973).*

Es ist weitaus einfacher, das Passen zu beschreiben, als jemandem zu erklären, wie man es herstellt. Sicherlich erfordert dies ein bestimmtes

Verhalten des Therapeuten, das dem Klienten signalisiert, dass er (der Klient) alle Fähigkeiten besitzt, die nötig sind, um das Problem zu lösen. Die einzige Schwierigkeit besteht darin, dass die Klienten noch nicht wissen, dass sie bereits wissen, wie ihr Problem zu lösen ist. Wie Erickson den Klienten immer wieder sagte: „Ihr bewusster Verstand ist sehr intelligent und Ihr Unbewusstes ist noch ein ganzes Stück schlauer als Sie."

> Eine junge, allein stehende Mutter kam in die Therapie, um sich über die plötzlichen Wutanfälle ihrer achtjährigen Tochter zu beschweren. Nachdem sich das Gespräch über zwei Sitzungen hingezogen hatte, kamen sie auf die Idee, dass die Mutter sich eine Wasserpistole besorgen und der Tochter beim nächsten Wutanfall zwischen die Augen spritzen könnte. Mutter und Therapeut lachten bei der Vorstellung des schockierten, kleinen Mädchens.
>
> In der folgenden Sitzung berichtete die Mutter, sie habe eine Wasserpistole gekauft und gefüllt. Sie war tatsächlich bereit, ihre Tochter nass zu spritzen, weil sie von den Wutanfällen „die Schnauze voll hatte". Einige Tage lang führte sie die Wasserpistole schussbereit mit sich. Aber als die Tochter dann einen Wutanfall hatte, konnte sie nur noch über ihre Vorstellung der nass gespritzten Tochter lachen. Der Wutanfall ging schnell vorüber, vielleicht weil sich das kleine Mädchen über seine lachende Mutter wunderte.

Als die Mutter ihrem Therapeuten die Geschichte erzählte, lachte er bei der Vorstellung der über ihre Vorstellung der klatschnassen Tochter lachenden Mutter.

Wenn auch die Mutter ihre Tochter in Wirklichkeit nie nass gespritzt hatte, war die Aufgabe ein Erfolg. Aus welchen Gründen auch immer akzeptierte der Therapeut, dass die Mutter am besten wissen würde, wie sie die Aufgabe in ihrer Situation anpacken sollte. Sie wiederum hatte genug Vertrauen zu ihrem Therapeuten, um sich die Wasserpistole zu kaufen und sie zu füllen, dann aber hatte sie genug Vertrauen in sich selbst, wie sie am besten zu verwenden wäre. Hat sich erst einmal das Passen entwickelt, kann der Therapeut darauf vertrauen, dass die Klientin die Aufgabe zu ihrem größtmöglichen Nutzen verwenden wird.

Frau Y. hatte Schwierigkeiten, Telefonanrufe zu tätigen, die zur Ausführung ihrer Arbeit nötig waren. Alles andere an ihrer Arbeit gefiel ihr, und sie war im Großen und Ganzen recht erfolgreich. Würde sie telefonieren können, wäre sie möglicherweise noch etwas erfolgreicher.

Nachdem Frau Y. beschrieben hatte, wie sie die Dinge nach Lösung des Problems gerne hätte, sagte ihr der Therapeut einfach: „Was Sie bisher versucht haben, hat nicht funktioniert, deshalb machen Sie morgen, wenn sie zur Arbeit kommen, etwas anders." Frau Y. lächelte und fragte: „Ist das alles?" – „Das ist alles", sagte ich.

Zwei Wochen später berichtete Frau Y., sie sei täglich eine Stunde früher als gewöhnlich und notwendig ins Büro gegangen. Dies sei keine bewusste Entscheidung gewesen, sondern hätte sich spontan ergeben. Da jedoch niemand sonst dagewesen sei, mit dem sie ein Schwätzchen hätte halten können, hätte sie nichts zu tun gehabt *außer zu telefonieren*. Das habe sie getan.

Was Frau Y. anders machte, war ihre eigene Entscheidung. Es war offensichtlich das Richtige, denn es funktionierte, indem sie selbst eine Situation schaffte, die es ihr ermöglichte, das zu tun, was notwendig war und sie auch wollte.

Die Suche nach Ausnahmen gestattet es dem Therapeuten, das Gespräch darauf zu fokussieren, was der Klient Richtiges und Sinnvolles tut, und deshalb kann Passen gewöhnlich relativ leicht entwickelt werden. Es ist offensichtlich für alle Beteiligten viel angenehmer, über die positive Seite der Dinge zu sprechen. Wenn man davon ausgeht, dass der Klient eine kooperative Beziehung eingehen wird, wenn man gemeinsam nach Ausnahmen sucht und dabei immer die Partei des Klienten ergreift, kann sich Passen schon in der ersten Sitzung zügig entwickeln.

Ziele setzen

Das Passen wird gefördert, wenn Ziele gesetzt werden, die dazu beitragen sollen festzustellen, wie sowohl Klient als auch Therapeut herausfinden können, wann das Problem gelöst ist. Ohne diesen Schritt könnte die Therapie ohne weiteres endlos dauern. Es wäre wohl tatsächlich sinnvoller, die Entwicklung von Methoden ins Auge zu fassen, die das Erreichen des Ziels messen, anstatt nur Ziele zu setzen. Mit ziemlich schöner Regelmäßigkeit ist der Klient in der Lage herauszufinden, dass die Therapie erfolgreich war, und er ist zufriedener, wenn etwas Neues oder anderes geschieht, an das man vorher nicht als möglichen Erfolg gedacht hatte. Obwohl Kurztherapie zielgerichtet ist, sollte man sich das Ziel am besten als eines von vielen Elementen der Klasse von Wegen denken, die den Therapeuten und Klienten wissen lassen, dass das Problem gelöst ist, nicht aber als ein spezielles Element dieser Klasse.

Spezifische Zielsetzungen beeinflussen ganz eindeutig das Resultat (Locke, Shaw, Saari a. Latham 1981), und insbesondere Ziele, die der Klient als erreichbar und schwierig ansieht, werden eher erreicht (Bandura a. Schunk 1981; Deci 1975; Latham a. Baldes 1975; Locke, Shaw, Saari a. Latham 1981) als vage oder leicht erreichbare Ziele. Vor allem wenn die Beschwerde vage ist bzw. keine Ausnahmen beschrieben wurden, wird es durch das Bestimmen von Zielen einfacher, die Tür zur Lösung aufzustoßen.

Fallbeispiel 4[2]

Eine junge Frau kam in die Therapie, weil sie „wahnsinnig eifersüchtig" war. Sie wollte nicht mehr eifersüchtig sein, und ihr Freund, mit dem sie seit drei Jahren zusammen war, wollte ebenfalls, dass sie aufhörte, eifersüchtig zu sein. Ihrer Meinung nach drohte ihre Eifersucht die Beziehung zu zerstören, dabei wollte sie ihn doch heiraten. Sie war außerstande, Zeiten zu beschreiben, an denen sie nicht auf seine Freunde (männlich und weiblich), die ohne sie verbrachte Zeit und auf seine Interessen eifersüchtig war, die sich nicht auf ihre Zweisamkeit bezogen.

Ihre erste Reaktion auf die Wunderfrage war noch von ihrer inneren Befindlichkeit geprägt und ohne Bezug auf eine äußere Manifestation. Erst die Frage des Therapeuten: „Wie wird er (der Freund) merken, wann das Eifersuchtsproblem gelöst ist?", entlockte ihr Verhaltensbeschreibungen.

1. Wenn nur ein Tag verginge, an dem sie ihn nicht anriefe. (Manchmal rief sie ihn 14-mal pro Tag an.) Würde er sie öfter anrufen, so ihre Überzeugung, hätte sie ein besseres Gefühl in

[2] In diesem Fall wurde die Therapie ohne Team durchgeführt.

Bezug auf ihre Beziehung und wäre demnach weniger eifersüchtig.
2. Wenn sie bei einer geselligen Zusammenkunft mit seinen Freunden lachen und sich unterhalten würde, anstatt zu schmollen.
3. Wenn sie mit ihren Freundinnen ausgehen würde, anstatt alleine zu Hause zu bleiben, wenn sie nicht mit ihm ausginge.
4. Ihre Freunde würden es merken, wenn sie in Gesprächen nicht nur immer über ihn reden würde.

Das folgende Diagramm ist der für die Beschreibung dieses Fallbeispiels verwendete Ausschnitt der Zentralkarte. Die in diesem Fall nicht verwendeten Teile der Zentralkarte wurden der größeren Klarheit wegen weggelassen.

NACH AUSNAHMEN SUCHEN → Nein

↓

Hypothetische Lösung

↓

Beschreibe die Unterschiede zwischen hypothetischer Lösung und Beschwerde

↓

BESTIMME ZIELE

↓

VERSCHREIBE:
„Tue das, was am leichtesten geht"

In diesem Fall kann die Theorie, gestützt auf die von BRIEFER II abgeleiteten Fragen, wie folgt interpretiert werden.

(1) Gibt es eine Beschwerde?
Ja
(2) Gibt es eine Ausnahme?
Nein
(3) Gibt es eine hypothetische Lösung?
Ja
Beschreiben Sie die Unterschiede zwischen der Beschwerde und der hypothetischen Lösung – dies setzt auch ein Ziel. Unter diesen Bedingungen empfiehlt die Theorie, der Therapeut möge als Aufgabe den „leichtesten" oder den am besten beschriebenen Teil der hypothetischen Lösung verordnen.

(Die Abschnittskarten bis zum Schluss des Buches zeigen, wie der Therapeut bzw. das Team ihre Beobachtungen über die jeweils beschriebenen Therapiesitzungen diszipliniert haben, und sollen dazu beitragen, die Anwendung der Theorie auf bestimmte Fallbeispiele zu illustrieren.)

Eines oder alle der folgenden vier Anzeichen sind ausreichende Ziele, d. h. Wege, um herauszufinden, dass das Problem gelöst ist, und adäquate Ziele für eine Aufgabe. Man könnte einfach vorschlagen, dass sie:

1. Ihn nicht anruft oder
2. seine Freunde anlächelt oder
3. mit ihren Freundinnen ausgeht oder
4. im Gespräch mit ihren Freundinnen nicht über ihn redet.

Die Möglichkeit 1 verlangt keine Mitwirkung anderer Personen und hat deshalb wohl die höchste Priorität. Die Möglichkeiten 2, 3 und 4 erfordern jeweils ein Minimum an Mitwirkung anderer Personen und sind deshalb nicht Aufgaben der 1. Wahl. Möglichkeit 2 erfordert, mit ihm auszugehen sowie die Anwesenheit seiner Freunde, was ihr bei der Durchführung ihrer Aufgabe weniger Kontrolle ermöglicht, während die Möglichkeiten 3 und 4 davon abhängen, dass sie mit ihren Freundinnen zusammen ist. Möglichkeit 1, wenn erfolgreich, gibt ihr auch eine Chance, etwas zu erreichen, das sie sich wünscht, nämlich dass er sie öfter anruft.

Sie wurde aufgefordert, „die für sie leichteste Aufgabe" aus der Liste auszusuchen, und in der zweiten Sitzung teilte sie mit, sie habe sich entschlossen, ihn nicht anzurufen. Sie war vier Tage lang nervös und begann schon zu glauben, dass es ihm vielleicht wirklich nichts ausmache, aber am fünften Tag rief er an, und sie gingen aus. Was die Beziehung anbelangte, fühlte sie sich besser und war der Meinung, ihm ginge es ebenso. Seit der Verabredung am fünften Tag hatte sie ihn nicht ein einziges Mal angerufen, aber er hatte sie angerufen.

Wieder wurde ihr empfohlen, die „leichteste Aufgabe" auszuführen, und als er das nächste Mal anrief, sagte sie zu seiner Einladung „nein", sie habe schon verabredet, an diesem Abend mit ihren Freundinnen auszugehen. Danach rief er sie jeden Tag an und schickte ihr einmal Blumen.

Da sie vier Anzeichen, an denen er merken würde, dass das Eifersuchtsproblem gelöst war, so gut beschrieben hatte, und da jedes der vier recht einfach auszuführen war, hatte sie die Möglichkeit, sich für das leichteste zu entscheiden. Das bestärkte sie in dem Gefühl, Einfluss nehmen zu können, was wichtig erschien, da sie die Eifersucht als „unkontrollierbar" ansah.

Es ist leicht, Aufgaben zu formulieren, wenn die *hypothetische Lösungsbeschreibung* eines Klienten ausreichende Verhaltensdetails beinhaltet (d.h. konkrete und spezifische Ziele), die ebenso als Aufgaben gegeben werden können, als ob es sich um Ausnahmen handelte. Wenn dieser Gebrauch der Kristallkugeltechnik (Erickson 1954; de Shazer 1978a, 1985) mehr als eine Möglichkeit umfasst und sie alle vertretbar sind, dann kann der Therapeut vorschlagen, der Klient möge die leichteste ausführen. In diesem Beispiel wurde keine der vier Möglichkeiten ausgeschlossen, weil das neue Verhalten ausschliesslich von der Initiative oder der Mitwirkung anderer Menschen abhängt.

Komplimente

Kehrt der Therapeut, nachdem er seine Kollegen hinter dem Einwegspiegel konsultiert hat oder allein über den Fall nachgedacht hat, in das Therapiezimmer zurück, beginnt er die Interventionsaussagen mit einer Reihe von Komplimenten. Es sind Aussagen des Therapeuten bzw. des Teams darüber, was der Klient Nützliches, Wirksames, Gutes oder Lustiges gesagt hat. Es trägt dazu bei, das Passen zwischen Klienten und Therapeuten und damit die Kooperation bei der anstehenden Arbeit zu fördern. Häufig enthalten die Komplimente (in der ersten Sitzung) Aussagen über die Schwierigkeit, das gewünschte Ziel zu erreichen, sowie einige auf den Ausnahmen gründende Aussagen über Fortschritte in Richtung der Ziele und über die allgemeine Realisierbarkeit des Ziels. In späteren Sitzungen betreffen die Komplimente hauptsächlich die Fortschritte in Richtung Ziel.

„Passen" ist ein qualitativer Begriff, der die Beziehung zwischen Klienten und Therapeuten, die Richtung, die das Interview nimmt, und das/die Ziel(e) einbezieht. All das trägt dazu bei, die Wichtigkeit der Gegenwart für die Zukunft hervorzuheben und damit der Therapiesituation Sinn zu verleihen.

Eine Sammlung aller bekannten Aufgaben

Eine Analyse der Muster von Fällen (de Shazer 1978b, 1979a, b, 1982b, 1985; Dolan 1985; O'Hanlon 1987) legt die Vermutung nahe, dass therapeutische Interventionen situationsspezifisch sind. Diese Betrachtungsweise gestattet die Übertragbarkeit der Aufgaben – oder des Musters einer Aufgabe – auf ganz unterschiedliche Probleme, Symptome oder Beschwerden. Das heißt, wenn die Beschreibung des Falles Q eine spontane Ausnahme enthält und das auch auf die Fälle D und J zutrifft, dann ist im Fall Q vermutlich eine Aufgabe mit Voraussagen sinnvoll, da sie auch in den Fällen D und J wirksam war. Natürlich könnte es nötig sein, die Aufgabe auf den Fall zuzuschneiden (eine Variation), aber das Muster der Aufgabe (das Thema) könnte dasselbe sein oder zumindest auf denselben Prinzipien beruhen. An diesem Punkt (auf der Landkarte) kommen die Erfahrung und die Belesenheit des Therapeuten ins Spiel. Eine von einem x-beliebigen Therapeuten als nützlich angesehene x-beliebige Aufgabe könnte übertragen und modifiziert werden, damit sie sich für das oder die besonderen Muster der spezifischen klinischen Situation eignet.

Ein Satz von Regeln, der beim Formulieren oder Aufstellen neuer Aufgaben behilflich ist

Ziele helfen bei der Definition, wie sowohl Therapeut als auch Klient herausfinden können, dass das Problem gelöst ist. In einem sehr realen Sinne sind Ziele wie Zielscheiben, auf die der Therapeut und der Klient zielen, und zumindest für Kurztherapeuten sind die Aufgaben wie Pfeile. Das heißt, die Aufgaben sind so konzipiert, dass das Ziel erreicht wird, genau wie ein Pfeil so konstruiert ist, dass er die Scheibe trifft. Wie ein vom Bogen abgeschossener Pfeil erreicht eine einmal zugewiesene Aufgabe ihr Ziel oder auch nicht. Therapeut und Klient sind eventuell zufrieden, wenn es wenigstens in Richtung Ziel geht (wenn z.B. Veränderungsgespräche zunehmen). Der Therapeut zielt einfach auf die Scheibe, während der Bogenschütze ins Schwarze zielt.

Ist ein guter Pfeil konstruiert, muss er an die richtige Stelle gebracht werden, bevor er den Bogen verlassen kann. Ähnlich ist die Konstruktion der Intervention zu verstehen, die während des Gesprächs zwischen Therapeuten und Klienten beginnt, wobei der Therapeut durch das Fokussieren auf das Veränderungsgespräch den Weg bereiten muss für die Aufgabenzuweisung während des Interviews selbst.

Die Suche nach Ausnahmen und die Definition dessen, wie man erkennt, wann das Problem gelöst ist, sind zwei der Techniken, um Veränderungsgespräche in Gang zu setzen. Die Wirksamkeit einer gut gestellten Aufgabe hängt zumindest teilweise davon ab, wie logisch und vernünftig sie dem Klienten erscheint, und diese Logik entsteht, indem während der Sitzung über Veränderung gesprochen wird.

Allgemeine Richtlinien

1. Stelle fest, welche Dinge die Klienten tun, die gut, nützlich und wirksam sind.
2. Stelle den *Unterschied* fest zwischen dem, was geschieht, wenn eine Ausnahme vorkommt, und dem, was geschieht, wenn die Bechwerde auftritt. Fördere das Erstere.
3. Wenn möglich, lass dir jede Ausnahme Schritt für Schritt beschreiben.

a) Finde heraus, was funktioniert, bzw.
b) finde heraus, was funktioniert hat, bzw.
c) finde heraus, was funktionieren könnte; dann
d) verschreibe das Leichteste.

Sind Aspekte der Ausnahme (oder der Beschwerde) irgendwie zufällig, dann

e) bau etwas Willkürliches oder einen Zufallsfaktor in die Aufgabe ein.

4. Wenn nötig, lass dir die Beschwerde Schritt für Schritt beschreiben.

5. Stelle *Unterschiede* zwischen hypothetischen Lösungen und der Beschwerde fest.
6. Stelle dir eine *Lösungsversion* der problematischen Situation vor, indem du
a) *Ausnahmen* zur Regel machst,
b) den *Ort* des Beschwerdemusters veränderst,
c) in der Zusammensetzung der am Beschwerdemuster Beteiligten eine Änderung bewirkst,
d) die *Reihenfolge* der beteiligten Schritte veränderst,
e) dem Beschwerdemuster ein *neues Element* oder einen neuen Schritt hinzufügst,
f) die *Dauer* des Musters verlängerst,
g) *zufälliges* Anfangen und Beenden einführst,
h) die *Häufigkeit* des Musters erhöhst,
i) die *Modalität* des problematischen Verhaltens änderst.
7. Entscheide, was für den Klagenden/Kunden passt, d.h. welche Aufgabe, basierend auf welcher Variablen (a–i), einem bestimmten Klienten vernünftig erscheinen wird. Welche wird der Klagende am ehesten akzeptieren? Welche wird der Kunde am ehesten ausführen?
Zum Beispiel: Hat ein Paar eine gemeinsame Beschwerde, gib beiden eine gemeinsame, kooperative Aufgabe. Unterbreitet nur ein Partner die Beschwerde wie ein Kunde, gib dem Kunden eine Aufgabe, bei der er etwas tun muss, und dem anderen Partner eine Beobachtungsaufgabe.

In den folgenden Kapiteln werden Fallbeispiele verwendet, um die auf der Zentralkarte dieser Lösungstheorie gezeigten Wege zu illustrieren. Ausschnittskarten der Zentralkarte heben die Wege hervor, damit man die zahlreichen Optionen zu unterscheiden lernt.

7. Dekonstruktion[1]: Eine Methode, den Fokus zu entwickeln

Die Konstruktivisten (Watzlawick 1981) haben den Gedanken eingeführt, dass Realität eher das ist, was wir dafür halten, als was es in Wirklichkeit ist. Die Prinzipien für Umdeutungen und die zugrunde liegenden Vorstellungen der Konstruktivisten, z. B.

> *„den begrifflichen und gefühlsmäßigen Rahmen, in dem eine Sachlage erlebt und beurteilt wird, durch einen anderen zu ersetzen, der den ‚Tatsachen' der Situation ebenso gut oder sogar besser gerecht wird,und dadurch ihre Gesamtbedeutung ändert" (Watzlawick, Weakland u. Fisch 1974, S. 118)*

gehören schon lange zu den Gepflogenheiten in der Praxis der Kurztherapeuten und spielen in vielen Schulen der Familientherapie eine wichtige Rolle.

Nach Goffman (1980) sind Rahmen Definitionen einer Situation, die „wir gemäß gewissen Organisationsprinzipien für Ereignisse – zumindest für soziale – und für unsere persönliche Anteilnahme an ihnen … aufstellen" (S. 19). Rahmen sind „Regeln", nach denen wir unsere Realität konstruieren, und folglich könnten auf andere Situationen auch andere Regeln zutreffen. Eine Umdeutung vorzunehmen, bedeutet demnach, dem Klienten zu helfen, seine oder ihre „Regeln",

[1] Der Begriff „Dekonstruktion" wird hier entsprechend den Anschauungen eines radikalen Konstruktivismus gebraucht (von Glasersfeld 1981). Er soll nicht unbedingt in den Spielraum der „deconstruction" der Literaturkritik passen, so wie Derrida (1981) den Begriff gebraucht. Ebenso ist die Verwendung von ähnlichen Begriffen wie z. B. „unentscheidbar" rein zufällig. Jede Ähnlichkeit in Gebrauch und Bedeutung ist ein nicht geplanter Bonus.

mit denen sie eine bestimmte problematische Situation mit Bedeutung belegen, zu ändern.

Manchmal scheinen die Rahmen der Klienten bzw. ihre Art zu definieren, was abläuft, recht global zu sein. Natürlich kann jeder Rahmen so definiert werden, als ob er zumindest dazu beiträgt, das Verhalten der Person zu determinieren. In manchen Fällen aber geben die Klienten ihren Schwierigkeiten und Problemen eine solche Bedeutung, dass die Bezugsrahmen zu „Fakten des Lebens" werden. So könnte z. B. jemand alle seine Schwierigkeiten darauf schieben, dass die Sonne im Osten aufgeht. Einem Beobachter kommt das absurd vor, aber es könnte den Besitzer dieses Bezugsrahmens zu einem ungewöhnlichen und seltsamen Verhalten verleiten. Solange diese Prämisse bestimmt, wie die Person die Dinge sieht und wie die Person sich folglich verhält, sind vorteilhafte Unterschiede nicht zu erwarten. Sobald aber eine Person diese Prämisse erst einmal *anzweifelt*, bedeutet dies eine Veränderungserwartung (de Shazer 1985), und andere Verhaltensweisen und andere Vorstellungen sind zumindest möglich, wenn nicht sogar wahrscheinlich.

Dekonstruktion

In der Mehrzahl der Fälle bilden die Ausnahmen und ihre Beziehung zum Ziel für Therapeut und Klient einen Bezugspunkt, auf den sie während des Therapieverlaufs fokussieren können. Gewöhnlich können bestimmte Interviews leicht auf die vorliegende Aufgabe fokussieren, und beide können relativ einfach merken, wann das Problem auf zufrieden stellende Art und Weise gelöst ist. Bei einem globalen Bezugsrahmen allerdings ist ein solcher Fokus schwierig, weil alles und nichts zu den Zielsetzungen der Therapie gehört.

Zweifel an globalen Rahmen zu entwickeln erfordert einen Prozess, der am besten *Dekonstruktion des Rahmens* genannt wird. Wenn der Therapeut während des Interviews zunächst dem Klienten hilft, nach Ausnahmen zu suchen und danach, sich eine beschwerdefreie Zukunft vorzustellen, impliziert dies, dass der Therapeut den Rahmen in immer kleinere Stücke zerbricht. Wird zunehmend deutlich, dass ein globaler Rahmen vorliegt, ist der Therapeut dem Klienten behilflich, ihn bis in seine elementaren Einzelteile weiter zu zerlegen. Die Zerlegung des Rahmens geschieht in dreifacher Absicht:

1. Der Therapeut zeigt dem Klienten durch aufmerksames Zuhören und rücksichtsvolles Fragenstellen, dass er ihn so akzeptiert, wie er nun einmal ist,
2. der Therapeut versucht beim Klienten Zweifel an dem globalen Rahmen zu wecken, und
3. der Therapeut sucht nach einem Stück der Rahmenkonstruktion, auf der eine Lösung aufgebaut werden kann.

Die Konfusionstechnik ist eine Version dieses Prozesses, die den Klienten dazu bringen soll, Klarheit und Genauigkeit zu fordern. Allgemeiner ausgedrückt soll der Dekonstruktionsprozess die Therapiesituation an einen Punkt führen, wo etwas *unentscheidbar* ist, wo die gesamte Logik des globalen Rahmens nach Gedanken, Gefühlen oder Verhaltensweisen verlangt, die außerhalb der gegenwärtigen gedanklichen oder gefühlsmäßigen Verfassung des Klienten liegen. Wenn es um globale Rahmen geht, sucht der Therapeut nach Punkten innerhalb der Logik des Klienten, die logisch nicht bis zu Ende gedacht sind; oder wenn die Beschwerde übermäßig auf einen engen oder einzigartigen Lebensbereich fokussiert, sucht der Therapeut nach etwas außerhalb der engen Grenzen der Beschwerde, wie sie der Klient beschreibt.

Formeller ausgedrückt arbeiten der Therapeut und der Klient zusammen, um einen globalen Rahmen zu dekonstruieren: Eine Beschwerde soll etwas *Unentscheidbares* hervorbringen, einen Fokus, auf den eine Lösung aufgebaut werden kann. Etwas *Unentscheidbares* funktioniert als desorganisierende Intervention, die den globalen Rahmen des Klienten unterminiert oder wenigstens etwas durchlöchert. Für den Klienten ist das häufig verwirrend, da er mit seiner üblichen Logik nicht entscheiden kann, was vorgeht. Der Therapeut sucht nach irgendeinem Punkt im logischen System des Klienten, der *unlogisch* ist, ein Punkt, der die ganze problematische Konstruktion zusammenfallen lässt. Natürlich kann jeder einfache unentscheidbare Punkt oder jedes unentscheidbare Element zum System als Ganzem in Beziehung stehend gesehen werden – es ist etwas Komplexes. Das Aufbauen auf etwas Unentscheidbarem gestattet die Entwicklung von sinnvolleren Rahmen.

Schwierige Fälle

Rahmen färben das Verhalten ihrer Besitzer (Schöpfer) gegenüber anderen Menschen und folglich deren Verhalten ihnen gegenüber.

Mead (1973) meinte, dass das Selbstbild einer Person davon abhängt, wie diese Person glaubt, von anderen Menschen gesehen zu werden. Wenn demnach ein Therapeut einen Fall als „schwierig" einschätzt, ist er im Begriff, sich so gegenüber dem Klienten zu verhalten, wie es für die Behandlung schwieriger Fälle angemessen erachtet wird. Häufig sind Menschen, die sich seltsam verhalten und / oder merkwürdige Vorstellungen äußern, sehr erfahren im Umgang mit Therapeuten, die diese ihrerseits als „schwierige" Fälle ansehen. Wenn also der Klient sieht, dass der Therapeut ihn als „schwierigen Fall" behandelt, wird er sich selbst als schwierigen Fall betrachten, und folglich entsteht ein schwieriger Fall. Der Rahmen „schwieriger Fall" wird zu einer sich selbst erfüllenden Prophezeiung. Vorstellungen über Umdeutung und Selbstbild legen jedoch die Vermutung nahe, dass es dem Klienten gelingt, sich anders zu sehen, wenn der Therapeut den Dingen eine andere Deutung gibt und anders reagiert, als der Klient erwartet. Auf diese Weise kann der Rahmen des Klienten infrage gestellt werden und ein sinnvolleres Verhalten entstehen.

Auf den ersten Blick erscheint der Gedanke, dem Klienten zu helfen, seine Sichtweise einer Situation in Zweifel zu ziehen, furchtbar einfach und banal, verglichen mit den „traditionellen" Vorstellungen über „schwierige Fälle". Die allgemeine Systemtheorie geht jedoch seit langem von dem Grundsatz aus, dass ein Unterschied oder eine Veränderung eines Teils eines Systems zu Rückwirkungen (und Transformationen) in anderen Teilen des Systems führt. Dieser einfache Gedanke bildet die Grundlage der Kurztherapie (Weakland, Fisch, Watzlawick u. Bodin 1977; de Shazer et al. 1986) im Allgemeinen.

Da globale Rahmen als „Regeln" verstanden werden können, um das Leben im Allgemeinen statt eine konkrete Situation zu definieren, macht die Umdeutung einer bestimmten Situation für den Schöpfer des Rahmens keinen Unterschied. Selbst wenn er die Umdeutung akzeptiert, ist das kein Unterschied, der einen Unterschied macht, da der globale Rahmen für alles andere immer noch gilt. Wird ein Kind z. B. für einen Lügner gehalten, ändert der Schöpfer des Rahmens in der Regel seine Ansicht über das Kind nicht, wenn es einmal die Wahrheit gesagt hat: Es wird ein Lügner bleiben. Oder wird ein Kind als „böse" hingestellt, dann hat das Verschwinden einer bösen Verhaltensweise wenig oder keine Auswirkungen auf seine Eltern und darauf, wie sie ihre Erfahrung mit dem Kind interpretieren.

In den Fällen, in denen der Klient einen globalen Rahmen mitbringt, werden er und der Therapeut bei der Suche nach Ausnahmen kaum erfolgreich sein. Der Therapeut bzw. das Team können etwas ganz deutlich als potenzielle Ausnahme erkannt haben, ohne dass dies auch für den Klienten eine Bedeutung bekommt.

Die in diesem Kapitel diskutierten Fälle gelten herkömmlicherweise als „schwierige Fälle". Ein Wort der Vorsicht: „Schwierige Fälle" ist einfach eine Bezeichnung für den Rahmen, den Therapeuten oft verwenden, um zu definieren, was in bestimmten Fällen geschieht. Es gibt viele Gründe für die Zuordnung als „schwieriger Fall", aber im Grunde reduziert es sich darauf: Seltsame Vorstellungen und auffälliges Verhalten scheinen komplizierte Beschreibungen und ausgeklügelte Erklärungsmetaphern zu erfordern, d. h., als Resultat entsteht ein „schwieriger Fall". Dies führt zu der nicht sehr brauchbaren Überlegung, dass einer komplexen Beschreibung eine komplexe Realität zugrunde liegt, und deshalb müsste auch die Therapie entsprechend kompliziert sein. Diese Vorstellung basiert darauf, dass die Unterscheidung zwischen „Landkarte" und „Landschaft" aufgehoben wurde. Die Landkarte ist schlicht und einfach nicht die Landschaft. Eine Beschreibung ist nicht das Problem, das sie beschreibt.

Eine Karte muss nur „gut genug" sein, damit sie brauchbar ist – d. h., sie soll die Benutzer dahin bringen, wo sie hin wollen. So braucht man z. B. um von Illinois über Denver nach Kalifornien zu fahren nur eine Karte mit folgenden Informationen: Finde und folge dem Highway 80 West. Man muss nicht wissen, dass man auf dem Weg durch Omaha fahren wird, und es ist auch nicht nötig, etwas über die Flüsse und Berge zu wissen. Freilich könnte einem eine ganze Menge interessanter Dinge entgehen, wenn die Reise der einfachen Karte folgt, aber man erreicht das gewünschte Ziel.

Die folgende Abschnittskarte wird verwendet, um die Fälle dieses Kapitels zu beschreiben. Noch einmal: Die Abschnitte der Zentralkarte, die durch diese Fälle nicht illustriert sind, wurden weggelassen.

Die Fragen zu diesen Fällen, die sich aus der Theorie ergaben:

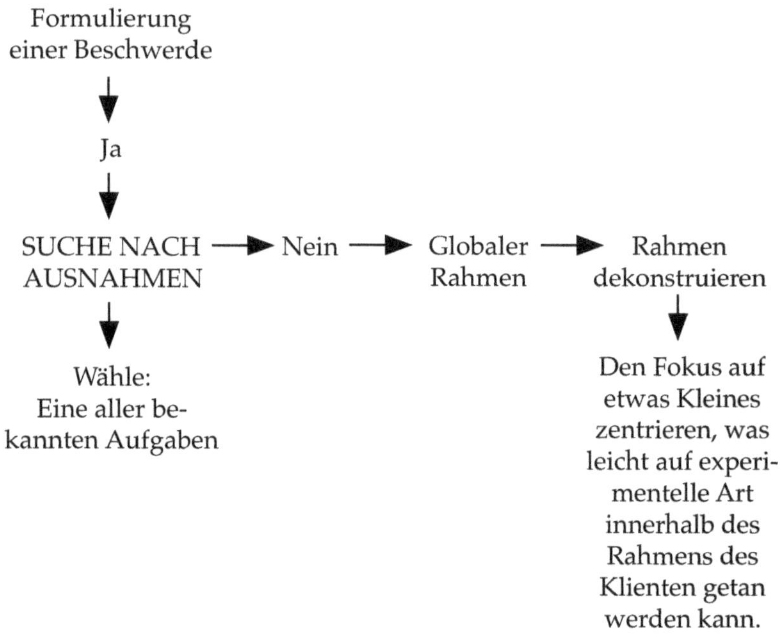

(1) Gibt es eine Beschwerde?

Ja

(2) Gibt es eine Ausnahme?

Nein

(Diese Reaktion schließt alle Abschnitte aus, die mit bewussten und spontanen Ausnahmen zu tun haben.)

(3) Gibt es eine hypothetische Lösung?

Nein

(4) Ist die Beschwerde konkret und spezifisch?

Nein

(5) Ist die Beschwerde vage oder verworren?

Nein

Dann damit beginnen, die Beschwerde zu dekonstruieren.

Vorsicht ist geboten, wenn aus Einzelstudien oder selbst aus der Untersuchung mehrerer Fälle Schlüsse abgeleitet werden, die das Gleiche illustrieren: Es könnten durchaus Ausnahmen von einer unbekannten allgemeinen Regel oder sogar glückliche Zufälle sein. Es lässt sich auch nicht ausschließen, dass sie vielleicht wichtig sind: Vielleicht sind es Anomalien, die zu einem neuen theoretischen Verständnis bzw. zu neuen Interventionstechniken führen.

Ein einmaliges Ereignis, wie im folgenden Fallbeispiel beschrieben, bietet sich als Ausgangspunkt an. Obwohl plötzliche Veränderungen in der Praxis von Kurztherapeuten nichts Ungewöhnliches sind, legte die Einfachheit des Ansatzes in der Behandlung eines traditionell als „schwierig" angesehenen Falles die Vermutung nahe, dass es sich hier um Neuland handelte.

Fallbeispiel 5

Therapeut: „Ich wette mit Ihnen, dass die meisten Menschen nicht glauben, dass Sie wirklich der Teufel sind."

Ein 28-jähriger Mann, Herr F., behauptete, der Teufel zu sein: die Schlange aus dem Garten Eden. (Seine Krankenberichte belegten, dass dies keine neue Vorstellung war. Er hatte dies schon mit acht Jahren behauptet.) Deshalb sei er die Quelle allen Übels in der Welt.

Zu diesem Zeitpunkt befand er sich nach einem Krankenhausaufenthalt in einer Tagesklinik. In den letzten vier Jahren hatte er nie länger als eine Woche gearbeitet. Jetzt wollte er einen festen Job und nicht auf den Bauernhof seiner Familie zurückkehren, da er sich seit vier oder fünf Jahren von seiner Familie entfremdet hatte. Während der letzten 20 Jahre war er immer wieder in therapeutischer Behandlung gewesen und immer wieder in Krankenhäusern meist medikamentös behandelt worden. Er wollte dieses Muster durchbrechen, hatte aber nicht allzu viel Hoffnung. Als ersten Schritt sah er das Absetzen der Medikamente an, danach die Entlassung aus der Tagesklinik.

Herr F. stimmte sofort zu, dass die meisten Menschen nicht glaubten, er sei wirklich der Teufel. Ich sagte ihm, dass mir dieser Mangel an Glauben an seiner Stelle schwer stinken würde. Dem stimmte er zu. Ich sinnierte weiter, dass ich es all diesen Zweiflern an seiner Stelle eigentlich gerne zeigen würde. Auch dem stimmte er zu, er wollte es ihnen gerne zeigen, vor allem seiner Familie. Ich fragte, wie er das anstellen wollte. Er meinte, das Übel schlechthin sei die atomare Vernichtung: Das wäre der Beweis. Ich stimmte zu, dass eine solche Vernichtung sicherlich schlimm genug sei, um als das Übel schlechthin zu gelten.

Ich sah allerdings ein Problem. An seiner Stelle würde ich mir wünschen, dass die Leute vor mir zu Kreuze kriechen und die Wahrheit anerkennen: Er ist tatsächlich der Teufel und die Ursache allen Übels der Welt. Allerdings gäbe es nach der Vernichtung niemanden mehr, der diese Wahrheit anerkennen könnte. Was sollte das Ganze dann?

Während dieser Darlegung (das Vorstehende ist nur eine Zusammenfassung) saß Herr F . bewegungslos da, mit aufgerissenen Augen, ohne mit der Wimper zu zucken. Ich stand dann auf und er ebenfalls. Wir gaben uns die Hände und verabredeten die nächste Sitzung.

Es war offensichtlich, dass es in den vorangegangenen 20 Jahren nichts gefruchtet hatte, mit Herrn F. über seine Behauptung, er wäre der Teufel, zu streiten, und deshalb musste ich darauf achten, genau das zu vermeiden. Ich musste seine Prämisse, seinen globalen Rahmen akzeptieren. Das Gespräch entwickelte sich spontan, bis ich in der Lage war, einen „Fehler" in den aus seinen Überzeugungen oder aus seiner Sicht der Dinge abgeleiteten Schlussfolgerungen zu entwickeln. Auf diese Weise konnten Zweifel geweckt werden.

Während der nächsten zwei Sitzungen sprach er ausschließlich von den Schritten, die er unternommen hatte, um aus der Tagesklinik herauszukommen. Mit Zustimmung seines Arztes hatte er nach und nach seine Medikamente reduziert und hatte angefangen, eine Arbeit zu suchen. Er hatte verschiedene Bewerbungen laufen und die Hilfe einer Agentur in Anspruch genommen. Während der zwei auf die erste Sitzung folgenden Wochen hatte er sich kein bisschen „seltsam" gefühlt (und hatte sich nach Aussage des Personals der Tagesklinik auch nicht „seltsam" verhalten). In keiner der Sitzungen gab es Teufelsgeschwätz.

Innerhalb weniger Wochen fand er eine Arbeit als Betreuer eines älteren Herrn, bei dem er auch wohnte. Er musste einkaufen, kochen, waschen, putzen, seinen Arbeitgeber baden, ihm beim Anziehen helfen und ihn fahren. Unser Kontakt beschränkte sich auf ein Telefongespräch, in dem er mitteilte, dass es ihm gut gehe. Nachdem er dieser Arbeit drei Monate nachgegangen war, rief er an einem Montag an, um einen Termin auszumachen, der aber erst auf Freitag derselben Woche gelegt werden konnte.

Er sagte, dass er ursprünglich angerufen hätte, um sich Medikamente verschreiben zu lassen, dass er das allerdings nicht mehr nötig hätte. Am letzten Samstag hätte er auf einmal wieder das „seltsame“ Gefühl gehabt, er hätte geglaubt, er sei der Teufel etc. Aber er hätte seinen Boss weiterbaden müssen. Naja, das habe er getan. Dann – obwohl er sich „seltsam“ fühlte – musste er ihm beim Anziehen helfen, das Abendessen richten, abwaschen und aufräumen. Als er endlich mit dem Haushalt fertig war, sei er so müde gewesen, dass er ins Bett ging und sofort eingeschlafen sei.

Am nächsten Morgen – obwohl er sich immer noch „seltsam“ fühlte – musste er den Mann anziehen, zur Kirche fahren und wieder nach Hause. Lebensmittel mussten besorgt werden, das Haus war zu putzen, Essen zu kochen etc. Er machte seine Arbeit weiter, während er sich weiterhin „seltsam“ fühlte. Am Montag war er einfach müde, fühlte sich aber nicht mehr „seltsam“.

Wenn er früher solche Anfälle gehabt hatte, landete er spätestens am Ende des ersten Tages im Krankenhaus. Man hätte ihm jedesmal starke Medikamente verabreicht und jedesmal hätte er seine Arbeit verloren, da es immer vier bis sechs Wochen gedauert hatte, bis er aus dem Krankenhaus entlassen worden war. Dieses Mal aber hatte er sich einfach gezwungen weiterzuarbeiten. Am Sonntag hatte er eine interessante Entdeckung gemacht: Er war nicht die Quelle allen Übels; Gott war es. Tatsächlich – so sah er das jetzt – hatte er die Welt vor dem schlimmen Gott beschützt. Er setzte sich detailliert und langatmig mit diesem Szenario auseinander. Am Ende der Sitzung gaben wir uns die Hände, und ich sagte: „Bleiben Sie am Ball, wir brauchen weiß Gott jeden Schutz, den wir kriegen können.“ Er grinste breit und sagte nichts.

Er wurde nie wieder in einer Therapiesitzung gesehen. Als er im Laufe eines Jahres seine Rechnung abbezahlte, berichtete er das Folgende: Er behielt seine Arbeit und fühlte sich deswegen richtig gut. In den vorhergehenden vier Jahren endeten alle Familienbesuche mit seiner Einweisung ins Krankenhaus. Seit er diese Arbeit angenommen hatte, hatte er seine Familie sogar schon zweimal besucht und sich nicht seltsam gefühlt. Er hatte keine Medikamente genommen und war nicht im Krankenhaus gewesen. Er meinte weiter, dass er sich gelegentlich „etwas seltsam“ fühle, es allerdings ignoriere und mit dem fortfahre, was er gerade mache.

Fallbeispiel 6

Der offensichtliche Erfolg des Ansatzes im vorne beschriebenen Fall führte zu dem folgenden Ansatz, bei dem wir versuchten, einen globalen Rahmen zu zerlegen, indem wir dem Klienten dabei behilflich waren, Zweifel an seiner Deutung der gesamten Lebensperspektive zu entwickeln. An diesem Punkt folgten wir einer vorläufigen Regel:

> *Beim Dekonstruktionsprozess wird der Rahmen der Klienten bis zu der Stelle als logisch akzeptiert, an der das problematische Verhalten einsetzt. Die Gesamtsituation ist zu sondieren, bis etwas Unentscheidbares oder ein potenzieller Fokus sich entwickelt. Dann ist die Logik des Verhaltens innerhalb des Bezugsrahmens der Person zu hinterfragen.*

Therapeut: „Wie kommt es, dass die CIA so unfähige Killer geschickt hat?"

Die Therapie mit Herrn G., einem Vietnamveteranen und früheren CIA-Agenten, begann mit dessen Klage über eine Verschwörung gegen ihn. Die Verschwörer hätten seit kurzem eine schärfere Gangart eingeschlagen, indem sie jemanden beauftragt hätten, ihm zum zweiten Mal in sechs Wochen zufällig hinten auf seinen neuen Bus zu fahren. Frau G . kam in die Therapie und beschwerte sich, dass Herr G . kürzlich eine Waffe gekauft hätte, die er im Auto mit sich führe. Sie fürchtete um ihr Leben und das ihrer beiden Kinder. Sie hatte die Ortspolizei verständigt.

Er versuchte sie hinsichtlich ihrer Sicherheit und die der Kinder zu beruhigen, aber seine gewalttätigen Anfälle mitten in der Nacht gaben Anlass zu Zweifeln. Für sie wurde sein Verhalten und seine Angst „Tag für Tag schlimmer". Sie machte sich Sorgen, als er damit anfing, den Fernsehapparat und das Telefon auf der Suche nach Wanzen auseinander zu nehmen und als er fast ganze Nächte lang um das Haus Wache schob. Es machte ihr nichts aus, dass er nicht schlief, und gewöhnlich unternahm er auf seinen Streifgängen nichts, das sie oder die Kinder geängstigt hätte, abgesehen von den letzten vier Nächten, wo er eine geladene automatische Waffe mit sich führte.

Er verteidigte sich, dass er schließlich sie, die Kinder, sich selbst und ihr Heim beschützen würde. Da er für die CIA gearbeitet habe, wüsste er, wie die vorgingen, und deshalb habe er den Fernseher, das Telefon und Radiogeräte auseinander genommen und das ganze Haus nach Wanzen abgesucht. Er wüsste, dass der Unfall mit dem Auto kein Unfall gewesen sei: In Wirklichkeit sei es ein gescheiterter Anschlag auf sein Leben gewesen.

Während der vergangenen 18 Monate hatte seine Frau versucht, ihn zu überzeugen, dass er sich Dinge einbildete: Die CIA war nicht hinter ihm her, und die Unfälle waren nichts anderes als Unfälle. Allerdings funktionierte ihre Taktik nicht. Sie bewirkte, dass Herr G. im Allgemeinen weniger mit ihr redete und Stillschweigen wahrte über die Verschwörung, aber immer häufiger daran dachte. In jüngster Zeit hatte er angefangen, sich zurückzuziehen und redete mit ihr kaum noch über irgendetwas.

Seine Frau ging realistisch an die Sache heran und versuchte ihn von seiner Überzeugung abzubringen, ohne Erfolg. Für den Therapeuten ist es wichtig, nicht noch einmal etwas zu probieren, das nicht funktionierte. Folglich besteht der erste Schritt darin, Herrn G.s Überzeugungen unbesehen zu akzeptieren: Verhalte dich so, als ob es eine CIA-Verschwörung gegen ihn gäbe. Denke dann darüber nach, was an den Einzelheiten seiner Beschreibung der CIA-Verschwörung nicht stimmt. Das ist furchtbar einfach, denn was an den Einzelheiten nicht stimmt, ist das klägliche Scheitern der zwei Anschläge auf sein Leben: Die CIA hatte es nicht im Entferntesten geschafft, ihn umzubringen. Wieso? Plant die CIA einen Mord, dann führt sie ihn auch aus. Aus diesem Grunde lautet die Frage: Weshalb sollte die CIA unfähige Killer schicken? Was stimmt mit der CIA nicht?

Ich nahm diesen Gedankengang auf und fragte Herrn G.: „Wieso schickt die CIA so unfähige Killer? CIA-Agenten wissen doch sonst, was sie tun, oder? Wenn Sie jemanden in Ihrer Situation umbringen wollten, würden sie das nicht besser hinkriegen? Wäre der Typ nicht schon längst tot? Was stimmt nicht mit der CIA?“

Er gab mir Recht, wenn er jemanden wie sich umbringen wollte, wäre derjenige schon längst tot. Er konnte sich nicht erklären, wieso die CIA solche unfähigen Killer geschickt hatte, und ich bat ihn, über dieses Rätsel nachzudenken.

Ich wechselte dann das Thema, indem ich nebenbei bemerkte, dass geladene Waffen nicht gerade dazu geeignet seien, seine Familie zu beschützen. Angenommen es würde ein Unfall passieren, die Waffe ginge los und er würde zufällig eines seiner Kinder oder seine Frau töten? Das wollte er unter keinen Umständen, und er stimmte zu, dass er sich überlegen würde, ob es nicht besser sei, die Waffen im Haus zu entladen.

Dann bat ich darum, für einen Augenblick mit Frau G. alleine sprechen zu können. Ich sagte ihr, dass man ihm mit Logik nicht kommen könnte und sie es deshalb besser sein lassen sollte. Würde Sie ständig versuchen, ihn davon zu überzeugen, dass er nicht Recht hat, dann käme er vielleicht auf den Gedanken, dass sie an der Verschwörung beteiligt sei und versuche, seine Wachsamkeit zu untergraben. Sie sagte, dass er sie kürzlich tatsächlich beschuldigt habe, an der Verschwörung beteiligt zu sein. Ich machte den Vorschlag, wenn immer sie das Gefühl habe, dass er über die Verschwörung nachdenkt, solle sie zu ihm hin gehen und ihn wortlos umarmen. Sie sollte mit ihm nicht wegen der Verschwörung streiten, und sie sollte auch nicht weglaufen, wenn er sich zurückzöge.

Er interpretierte ihre Zweifel als Beweis, dass sie ihn für verrückt hielt. Und er interpretierte ihr „lass ihn halt brüten" ebenfalls als weiteren Beweis dafür, dass sie nicht glaubte, dass die CIA hinter ihm her sei. Würde sie nicht mehr weglaufen, wenn er nachdachte, und ihn stattdessen umarmen, bestünde die Chance, dass er ihr ungewöhnliches Verhalten so interpretiert, dass sie ihn nicht mehr für verrückt hält. Diese Interpretation würde durch das Unterlassen „logischer" Einwände ihrerseits verstärkt.

Dieser Prozess der Dekonstruktion führte zu einem Fokus, der geeignet erschien, die Gesamtsituation global umzudeuten. Herrn G.s zentrale Prämisse (d. h., wie er das Geschehen deutete oder definierte) war, dass die CIA hinter ihm her sei. Das war für ihn völlig klar. Indem ich diese Prämisse akzeptierte und das Verhalten der CIA und damit seine zentrale Prämisse infrage stellte, konnte ich damit beginnen, Zweifel zu wecken. In ähnlicher Weise sollten die Vorschläge an Frau G. bewirken, dass er Zweifel an seiner Überzeugung bekäme, sie hielte ihn für verrückt. In beiden Fällen sind Zweifel für eine erfolgreiche Therapie wesentlich, denn der Klient muss in der Lage sein, den globalen Rahmen, den er der Sachlage gegeben hat, zu „durchschauen", um Wahlmöglichkeiten wahrnehmen zu können.

Während der gesamten nachfolgenden Sitzungen hielt ich meinen Bezugsrahmen aufrecht. Immer wenn das Thema CIA angesprochen wurde, wunderte ich mich über deren unfähige Agenten. Er sah das genauso. Ich wechselte dann stets das Thema und fragte ihn, was er denn getan habe, das ihm gut getan hätte, und er beschrieb seine Bemühungen, ihr Haus so in Ordnung zu bringen, dass sie es verkaufen könnten. Nach der fünften Sitzung gab er seine Verschwörungsvorstellungen auf (zumindest redete er nicht mehr darüber und benahm sich nicht mehr so, als ob er an die Wirklichkeit der Verschwörung glaubte). Gelegentlich hörte er noch Stimmen aus dem Fernsehgerät, aber da er jetzt wusste, dass sie nicht wirklich waren, ignorierte er sie.

Frau G. berichtete, dass sie die Vorschläge ausgeführt und die Erfahrung gemacht habe, dass ihr Mann außerordentlich positiv darauf reagierte. Wenn sie dem inneren Drang, logisch zu argumentieren oder wegzulaufen, widerstand und ihn stattdessen umarmte, überwand er seine „schlechte Stimmung" und kehrte zu seinen Aufgaben zurück.

Während der siebten Sitzung (drei Monate nach der ersten) sprach er davon, dass er wieder eine Vollzeitarbeit aufnehmen wolle, da das Haus jetzt vollkommen verkaufsfertig sei. Sie berichteten, dass sie mehr Dinge zusammen machten und auch ein besseres Sexualleben hätten. (Sechs Monate später redete er immer noch davon, eine Vollzeitarbeit aufnehmen zu wollen, hatte allerdings nichts in der Richtung unternommen. Gelegentlich hörte er noch Stimmen aus dem Fernsehgerät, kümmerte sich aber nicht darum, was gesagt wurde. Die Ehe geht weiterhin gut.) Waren in der ersten Sitzung erst einmal ein paar Zweifel geweckt worden, fokussierte ich auf ihr individuelles Tun, das jedem für sich und auch ihrer Beziehung gut tat. Nachdem diese Aktivitäten einmal beschrieben waren, ermutigte ich sie zu mehr desselben. Das heißt, ich konzentrierte mich zusammen mit ihnen auf den Aufbau einer befriedigenderen Ehe, die auf dem basierte, was für beide gut ist (de Shazer 1985).

Einfach ausgedrückt können „Zweifel" einerseits als ein Weg angesehen werden, einen kleinen Unterschied oder eine Ausnahme im globalen Rahmen einzuführen, während andererseits „Umarmungen" als die Einführung eines kleinen Lösungsschrittes gelten können. Als die Umarmungen häufiger vorkamen, unterhielten wir uns mehr über das, was ihnen gut tat. Mit zunehmenden Zweifeln redeten wir immer weniger über die CIA. Umarmungen und Zweifel zusammen erlaubten es ihnen, eine nützlichere Sicht der Wirklichkeit zu konstruieren.

Schlussfolgerung

Selbstverständlich funktioniert kein Ansatz immer. Es scheint, als ob Misserfolge bei „schwierigen Fällen" häufig damit zusammenhängen, dass der Therapeut die Beschwerde des Klienten nicht für bare Münze nimmt, d. h., hätte ich ihn entweder davon zu überzeugen versucht, dass er nicht der Teufel ist, oder versucht, die (so genannte) Psychose zu behandeln, anstatt ihm dabei zu helfen, aus der Tagesklinik herauszukommen, wie er es gewünscht hatte, wäre eine Kooperation sehr schwierig geworden, und weder das Ziel des Therapeuten noch das des Klienten erreicht worden.

Diese Fälle legen nahe, dass die Wirklichkeit aus einem recht dünnen Material gebaut ist, keineswegs aus Beton oder Stein. Für Therapeuten ist das eine gute Nachricht. Selbst traditionell als „schwierig" angesehene Probleme können unter guten Bedingungen einen raschen Wandel erfahren:

1. Der Rahmen, in dem der Klient eine Sachlage sieht, scheint global oder alles umfassend zu sein. Der Klient betrachtet den Rahmen als „einen Fakt des Lebens". Diese eine zentrale Vorstellung scheint viele verschiedene Verhaltensweisen, Gedanken, Gefühle und Wahrnehmungen in ganz unterschiedlichen Kontexten zu bestimmen.
2. Frühere Therapeuten und andere wichtige Bezugspersonen haben versucht, vernünftig auf den Fehler in diesem Bezugsrahmen hinzuweisen.
3. Dekonstruktion bedeutet, dass der Therapeut den Rahmen des Klienten bis zu dem Punkt als logisch akzeptiert, wo er problematische Verhaltensweisen, Gedanken, Gefühle und Wahrnehmungen hervorruft.
4. Dekonstruktion verlangt vom Therapeuten, dass er die Situation des Klienten gründlich erforscht und gelegentlich sehr detailliert und langatmig nach einem *Fokus* oder etwas *Unentscheidbarem* sucht.
5. Ist ein Fokus entwickelt, stellt der Therapeut die Logik des Verhaltens, der Gedanken, Gefühle und Wahrnehmungen *innerhalb* des Bezugrahmens des Klienten in Frage.
6. Der Therapeut veranlasst diejenigen Menschen, die eine enge Beziehung zum Klienten haben, sich so zu verhalten, *als ob* sie die Wirklichkeit des Bezugrahmens des Klienten akzeptieren wür-

den. Gewöhnlich bedeutet dies die Umkehrung eines typischen Verhaltens.

7. Der Therapeut fördert das Tun des Klienten, das brauchbar, wirksam und gut ist und auch Spaß macht.
8. Der Therapeut versucht herauszufinden, wann der Rahmen nicht wirksam war und der Klient und seine unmittelbaren Bezugspersonen eigentlich erwartet hätten, dass der Rahmen wirksam sei.

8. Die Anwendung der Theorie

Die Theorie (Kapitel 6) will die alternativen Wege beschreiben, denen die Interaktionen zwischen Therapeuten und Klienten während der Therapiesitzungen folgen. Jedem der folgenden Fallbeispiele wird der auf den jeweiligen Fall zutreffende Abschnitt der Zentralkarte vorangestellt.

Schon wie ein Therapeut sich selbst den Fall in der Anfangsphase der ersten Sitzung beschreibt, kann eine Einschränkung der Lösungsmöglichkeiten bedeuten. Die anfängliche Beschreibung der Beschwerde, auch wenn sie vage ist, hilft ihm zu bestimmen, wo mit der Suche nach Ausnahmen zu beginnen ist. Eine „falsche" Wahl kann zu einem deutlichen Mangel an Passen, einer eingeschränkten Aufgabenauswahl und einem Misserfolg führen.

Fallbeispiel 7

Suche nach Ausnahmen

↓

ja

↓

Spontan

↓

BESCHREIBE UNTERSCHIEDE ZWISCHEN AUSNAHMEN UND BESCHWERDE

↓

SETZE ZIELE

↓

VERSCHREIBE:
zufällig mehr von dem,
was funktioniert

Die folgenden Fragen illustrieren, wie wir diesen Abschnitt der Zentralkarte benutzen.

(1) Gibt es eine Beschwerde?

Ja

(2) Gibt es eine Ausnahme?

Ja

Beschreibe den/ die Unterschied(e) zwischen Beschwerde und Ausnahme(n).

(3) Ist sie „bewusst"?

Nein

Dann nimm etwas Zufälliges in die zugeteilte Aufgabe auf.

(4) Gibt es ein Ziel?

Ja

1. Sitzung

Eine junge Frau kam in die Therapie und klagte über ständig vorhandene Niedergeschlagenheit. Der Therapeut, der die Beschwerde auf ganz ähnliche Weise definierte, begann nach Ausnahmen zu suchen, d. h. nach Zeiten, an denen die junge Frau nicht niedergeschlagen war. Es wurden einige Ausnahmen gefunden und auf der Verhaltensebene klar definiert. Eine der Vorstellungen der jungen Frau stach hervor: Die zahlreichen Männer in ihrem Leben trügen dazu bei, dass sie sich niedergeschlagen fühlte. Die Beschwerde ist jedoch so definiert, dass sie etwas mit inneren Zuständen zu tun hat.

Der Therapeut gab der jungen Frau die Aufgabe, darauf zu achten, was passierte, wenn die Ausnahme auftrat, und festzustellen, was bei diesen Gelegenheiten anders war.

2. Sitzung

Die junge Frau schilderte ihre Beobachtungen recht detailliert, meinte aber, dass nichts besser geworden sei. Es gehe ihr vielmehr schlechter als je zuvor. Durch die Aufgabe hatte sie ihre Situation in einem anderen Licht gesehen. Weshalb sie eigentlich niedergeschlagen war, das war ihre Beziehung zu ihrem Freund – nichts anderes. Ihn aufzugeben stand aber „außer Frage". Sie meinte, er müsste sich ändern, damit sich ihre Beziehung verbessern könnte. Sie sah keine Möglichkeit für seine Teilnahme an der Therapie, war aber daran interessiert, alles zu tun, was ihm helfen könnte, sich zu ändern.

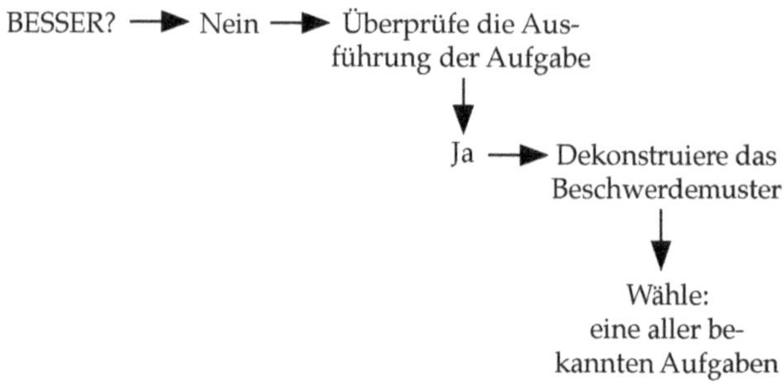

Die junge Frau hatte die Aufgabe ausgeführt, aber nichts hatte sich gebessert. Allerdings hatte die Aufgabenausführung sie in die Lage versetzt, die Beschwerde zu dekonstruieren; folglich wurde die Beschwerde enger gefasst und umdefiniert in „sich niedergeschlagen fühlen wegen einer Beziehung mit einem jungen Mann". An diesem Punkt war die Suche nach Ausnahmen in der ersten Sitzung gescheitert: Zu keiner Zeit war sie wegen dieses bestimmten Lebensabschnitts nicht niedergeschlagen. In der zweiten Sitzung erhielten wir die Bestätigung, dass es ihr abgesehen von der Beziehung zu dem jungen Mann sehr gut ging.

Wie die Klientin die Aufgabe aus der ersten Sitzung ausgeführt hatte und ihr detailreicher Bericht über die Ausnahmen konnten den Therapeuten zu der Ansicht verleiten, dass alles gut gehe, bis er dann die Frage stellte, ob es gut gehe oder nicht.

Hier empfiehlt sich eine Aufgabe, die auf das problematische Verhalten fokussiert und impliziert, dass die junge Frau ihr *Verhalten* gegenüber dem jungen Mann *ändern* muss.

3. Sitzung

Sie berichtete, dass es besser ginge, weil sie die Initiative ergriffen und ihren Freund wegen seiner Teilnahme an ihrem Betriebsausflug angerufen hätte (was er bisher verweigerte). Er weigerte sich wiederum und meinte, wenn sie ihm weiterhin auf die Nerven falle, würde er Schluss mit ihr machen. Sie hätte zu weinen angefangen; er hätte aufgelegt. Sie hätte gedacht, das wäre jetzt das Ende der Welt, aber der nächste Tag wäre nicht so schlecht gewesen. Ihr Lebensbericht aus der zweiten Sitzung fiel ihr ein, und sie fasste den Entschluss, dass sie vielleicht doch zurechtkommen würde. Zu diesem Zeitpunkt „hätte nichts mich dazu bewegen können, wieder mit ihm anzufangen". Sie ging alleine zu dem Ausflug und verbrachte einen „recht angenehmen" Tag.

Der Therapeut hatte natürlich keine Ahnung von ihrem Entschluss, etwas anders zu tun, und diese Episode und ihr Resultat waren eine Überraschung. Da sie aber nicht sicher war, ob es nicht doch das Ende für sie wäre, wurde ihr eine andere Aufgabe gegeben und eine weitere Sitzung vereinbart:

> *Beobachten Sie bis zur nächsten Sitzung, was Sie tun, um eine eventuelle Niedergeschlagenheit wegen der Trennung zu überwinden.*

4. Sitzung

Sie hatte die Versöhnungsversuche ihres Exfreundes zurückgewiesen, was ihr aus den Anfängen einer weiteren Phase der Depression herausgeholfen hat. Weiter hatte sie herausgefunden, dass es schon ausreichte, wenn sie in ein anderes Zimmer ging, einen Spaziergang machte oder bei der Arbeit von ihrem Schreibtisch aufstand, um einen Anflug von Niedergeschlagenheit zu überwinden. An diesem Punkt glaubte sie, dass es ihr wieder gut genug ging, sie verabredete allerdings einen Termin als Bestandsaufnahme in sechs Wochen.

Nach sechs Wochen rief sie an, anstatt ins Büro zu kommen. Obwohl sie sich gelegentlich einsam fühlte, war sie keineswegs niedergeschlagen und hatte mehr Aktivitäten für sich selbst und zusammen mit Freundinnen entwickelt.

Fallbeispiel 8

Der sicherste Weg zum Misserfolg ist eine mangelhafte Definition der Beschwerde. Das lässt sich auf viele Arten bewerkstelligen, und das Folgende ist lediglich ein Hinweis und erhebt keinen Anspruch auf Vollständigkeit. Morgen werden wir einen anderen Weg finden.

KONKRETISIERE ⟶ Dekonstruiere die Beschwerde

↓

Fokussiere auf ein kleines und einfaches Experiment

1. Sitzung

„Wir wollen nur, dass unser Sohn ein normaler Erwachsener wird, der für sich selbst sorgen kann", sagte die Mutter eines 25-Jährigen, der es in den vergangenen sechs Jahren nie länger als sechs Wochen an einem Arbeitsplatz aushielt.

Natürlich will das jede Mutter für ihr Kind, aber es ist kein Therapieziel. Um dieses Ziel zu erreichen, müsste die Therapie fortgesetzt werden, bis der junge Mann alt wird, in Rente geht oder stirbt, und das könnte 50 Jahre dauern. Wenn der Therapeut dies als Ziel akzeptiert, scheitert die Therapie unweigerlich.

Die Beschwerde der Mutter besteht darin, dass ihr Sohn nicht normal ist; eine Folgerung, die auf dem Folgenden basiert:

1. Er geht keiner richtigen Arbeit nach, bei der er jeden Tag zur gleichen Zeit aus dem Haus gehen und 40 Stunden pro Woche arbeiten muss;
2. er trinkt zu oft zu viel;
3. vermutlich nimmt er Drogen (allerdings waren kürzlich im Krankenhaus durchgeführte Tests negativ);
4. er schläft zu viel;
5. er ist in den letzten sechs Jahren keiner geregelten Arbeit nachgegangen;
6. seine Freundinnen sind so schlimm oder noch schlimmer als er.

Die Ursache all dessen lag ihrer Meinung nach an seinem „mangelnden Selbstvertauen". Der Vater wies darauf hin, dass „er natürlich ein mangelndes Selbstvertrauen hat, weil ihm der Erfolg fehlt".

Zwei Jahre zuvor hatten sie ihn kurz entschlossen aus dem Haus geworfen. Das war schief gegangen, und nach sechs Monaten drohte (so der Vater) oder versuchte (so die Mutter) der Sohn, Selbstmord zu begehen. Mit ihrer Erlaubnis kehrte er dann nach Hause zurück.

Also versucht der Therapeut durch Fragen an die Eltern auszuloten: „Was muss geschehen, was muss er tun, damit Sie merken, dass seine Aussichten, ein normaler Erwachsener zu werden, der seinen Lebensunterhalt selbst verdient, heute besser stehen als gestern?" Weder die Mutter noch der Vater waren in der Lage, solche Anzeichen zu definieren, aber der Sohn – der dasselbe wollte – meinte, sein pünktliches Aufstehen und tägliches zur Arbeit gehen könnte ein solcher Indikator sein.

An diesem Punkt schien die Beziehung der Mutter und des Vaters zum Therapeuten die von „Klagenden" zu sein, während der Sohn dem Typ des „Kunden" entsprach, der bereit und willens war, rechtzeitig aufzustehen, damit er zur Arbeit gehen konnte, wenn er Arbeit hatte. Diese Version der Beschwerde ist besser, aber immer noch nicht gut genug. Die Mutter meinte zwar, dass das immerhin ein „Anfang" wäre, aber nicht gerade das, was sie sich vorstelle. Es war auch nicht ganz das, was der Therapeut wollte, da die Therapie bis zur Rente des Sohnes fortgesetzt werden müsste.

Deshalb fragte der Therapeut den Sohn: „Wenn Sie so weit sind, dass Sie rechtzeitig aufstehen und zur Arbeit gehen, wie stellen Sie dann fest, dass Sie geschafft haben, was Sie wollen? Wie werden Sie wissen, dass sich die Aussichten, dass Sie ein unabhängiger und produktiver Mensch bleiben, verbessert haben?" Er meinte, das würde fünf oder sechs Wochen dauern, und war der Ansicht, die Therapie könnte beendet werden, nachdem er sechs Wochen lang regelmäßig aufgestanden und zur Arbeit gegangen wäre.

Diese Version ist weitaus besser, aber immer noch nicht gut genug. Wenn er z.B. einen Tag in der fünften Woche verpasst, heißt das, dass der sechswöchige Zyklus wieder neu beginnt? Der Sohn meinte „nein", die Mutter „ja". Die Mutter konnte sich nicht vorstellen, dass man mit dem Zählen nicht wieder von vorn anfangen müsste, falls er wegen seines Fehlens nicht entlassen würde.

Für das Therapieteam war das Ziel „sechs Wochen lang pünktlich aufstehen, zur Arbeit gehen und nicht wegen Fehlens entlassen werden" ausreichend. Sie schlugen ihm daher ein paar Techniken vor, die ihm zum pünktlichen Aufstehen verhelfen sollten, und baten die Mutter und den Vater zu beobachten, was dann anders wäre.

„Wir schlagen vor, dass Sie zwei weitere Wecker kaufen, damit hätten Sie drei. Stellen Sie einen auf die Zeit ein, zu der Sie aufstehen müssen, um rechtzeitig zur Arbeit zu gelangen, dann stellen Sie einen auf eine Stunde früher und einen dritten auf nochmals eine Stunde früher ein. Wenn dann am Morgen der erste klingelt, stellen Sie ihn ab und genießen es, weiterschlafen zu können. Stellen Sie den nächsten eine Stunde später wieder ab und genießen Sie es, weiterschlafen zu können. Wenn der dritte Wecker klingelt, stehen Sie auf."

2. Sitzung

Im Verlauf der folgenden zwei Wochen war der Sohn jeden Tag pünktlich aufgestanden und hatte häufig vor seiner Mutter das Haus verlassen. Er hatte die Wecker gekauft, aber er führte die Aufgabe nur drei Tage lang aus, danach war einer genug. Der Vater berichtete, dass die Spannungen nachgelassen hätten und sie häufiger miteinander redeten. Die Mutter sah es als „eine Verbesserung" an, meinte allerdings, dass die Veränderung noch nicht den Kern der Sache treffe. Sie wies darauf hin, dass ihr Sohn die Aufgabe lediglich dreimal ausgeführt habe und sich folglich nicht ernsthaft bemühe, dieses Problem selbst zu lösen.

Was die Arbeit und ihn selbst anbelangte, fühlte sich der Sohn jedoch besser. Er war bereit zu wetten, dass er weiterhin pünktlich aufstehen würde, da er nun wüsste, wie er das anzustellen hätte, und er wollte genug Geld sparen, um ausziehen zu können.

BESSER? → Nein → Überprüfe die Ausführung der Aufgabe

↓

Ja

↓

Dekonstruiere das Beschwerdemuster

↓

Wähle:
eine aller bekannten Aufgaben

Obwohl der Sohn weiterhin jeden Tag zur Arbeit ging, waren die Mutter und der Vater im Verlauf von drei weiteren Sitzungen nicht in der Lage, dieser Tatsache dieselbe Wichtigkeit beizumessen wie der Sohn. Da aus der Perspektive der Mutter und des Vaters sich zwei Wochen hintereinander „nichts gebessert" hatte, unternahmen wir verschiedene Versuche, ihre Beschwerde zu dekonstruieren. Nichts was der Sohn tat, ließ sie im Geringsten an dem Bild zweifeln, das sie von ihm hatten.

BESSER → Nein → Beim zweiten Anlauf fasse die Beschwerde neu oder dekonstruiere das Beschwerdemuster

An diesem Punkt sah der Sohn das Problem als gelöst an und weigerte sich, die Therapie fortzusetzen.

Weitere Versuche, die Sachlage durch das Umdeuten sowohl der elterlichen Haltung als auch der „langsamen, aber sicheren Herangehensweise" des Sohnes zu dekonstruieren, schlugen ebenfalls fehl. Deshalb weigerten sich die Mutter und der Vater ebenfalls weiterzumachen – schließlich handelte es sich um das Problem ihres Sohnes – und waren mit dem Ergebnis nicht zufrieden.

Für die Mutter war das Erreichen des Ziels ihres Sohnes kein Unterschied, der einen Unterschied machte. Sohn, Therapeut und Team waren zufrieden, da aber die Mutter nicht „zufriedener" war, war für sie die Therapie ein Fehlschlag. Bei der sechs Monate später durchgeführten Nachuntersuchung – der Sohn steht auch weiterhin rechtzeitig auf, geht zur Arbeit und hat fast genug Geld zusammen, um auszuziehen – ist die Mutter immer noch nicht zufriedener, obwohl der Vater zufrieden ist, und sie sagte klipp und klar, dass die Therapie ihr nicht geholfen hätte, ihr Ziel zu erreichen.

Was wollte die Mutter? Oder, was noch wichtiger ist, was immer es war, das sie gewollt hatte, wie würde sie jemals merken, dass sie es hätte? Um diesen Misserfolg zu vermeiden, hätte der Therapeut bei der Umdeutung ihres globalen Rahmens (mein Sohn ist nicht normal) erfolgreich sein müssen. Das Erreichen seines Zieles war für sie nicht ausreichend, um es zu etwas Unentscheidbarem bezüglich dieses Rahmens zu machen.

Hier können einige Regeln fürs Scheitern angegeben werden:

1. Nimm eine unzureichend definierte Beschwerde.
2. Nimm ein unzureichend formuliertes Ziel.
3. Nimm ein Ziel, egal wie gut formuliert, das beim Erreichen keinen Unterschied macht.

Fallbeispiel 9

„Ich möchte, dass wir es noch einmal miteinander versuchen", und „ich auch, aber ich bin noch nicht so weit", lauteten die Aussagen des jungen Paares, das sich drei Wochen zuvor getrennt hatte.

Es ist für den Therapeuten in diesem Fall recht einfach anzunehmen, dass „es noch einmal miteinander versuchen" ein vernünftiges Ziel ist. Es ist allerdings in vieler Hinsicht nicht ausreichend definiert. Erstens bedarf die Aussage „ich bin noch nicht so weit" der Klärung: Es wäre möglich, dass die Frau sich ein Wunder erhofft, bevor sie so weit ist. Ohne diese Klärung ist ein Misserfolg absehbar. Zweitens ist „es noch einmal miteinander versuchen" für sich allein nicht ausreichend definiert, um als Ziel zu dienen. Wenn sie es noch einmal miteinander versuchen und sich nichts geändert hat, kann ihnen ihr Unglücklichsein fast garantiert werden, und die nächste Trennung wird mehr oder weniger unvermeidlich sein. Aus diesem Grund ist es nötig, das Ziel umzuformulieren. Es ist nämlich zu fragen, was sich ändern müsste, damit die Dinge im Falle eines erneuten Zusammenseins anders genug sind? Was sollte anders sein, damit sie zuversichtlich sein können, dass eine erneute Trennung nicht unmittelbar bevorsteht?

Das Paar war nicht fähig zu beschreiben, woran sie merken, wann der Zeitpunkt gekommen wäre, an dem sie noch einmal beginnen sollten, noch konnten sie angeben, welche Bedingungen für einen erfolgreichen und dauerhaften Neubeginn erforderlich wären. Sie würden schlicht und einfach wissen, wann der richtige Zeitpunkt da wäre, weil sie das im Gefühl hätten. Sie waren nicht in der Lage anzugeben, wie sie wissen würden, wann sie so weit wären: Sie würden es dann einfach wissen.

Der Therapeut kann in einem solchen Falle so verfahren, dass er die Beschwerde als „wir wissen nicht, woran wir merken, wann wir es noch einmal miteinander versuchen sollen" deutet. Es gibt von dieser Beschwerde keine Ausnahmen.

FORMULIERUNG DER BESCHWERDE

↓

Ja

↓

NACH AUSNAHMEN SUCHEN → Nein

↓

verworren / vage
globaler Rahmen
konkretisieren

Das Folgende illustriert die Nutzung dieser Abschnittskarte.

(1) Gibt es eine Beschwerde?

Ja

(2) Gibt es eine Ausnahme?

Nein

(3) Gibt es eine hypothetische Lösung?

Nein

(4) Ist die Beschwerde vage bzw. verworren?

Ja

Diese Konstruktion könnte den Therapeuten veranlassen, dem Paar eine Version der Standardaufgabe der ersten Sitzung zu geben. Möglicherweise könnte die Beschwerde neu gefasst werden: „Wir wollen es noch einmal miteinander versuchen, wissen aber nicht wie."

KONKRETISIERE → DEKONSTRUIERE DIE BESCHWERDE

↓

Fokussiere auf ein
kleines und einfaches
Experiment

Normalerweise würde diese Konstruktion den Therapeuten dazu veranlassen, eine Aufgabe zu geben, die darauf fokussiert, ihnen bei einer Entscheidung zu helfen, die sich für sie als zufrieden stellend herauskristallisiert. Ihre unspezifischen oder nicht verhaltensbestimmten Beschreibungen deuten allerdings darauf hin, dass es schwierig sein könnte, die Beschwerde in der zweiten Sitzung zu rekonstruieren oder zu dekonstruieren.

Steht eine solche Entscheidung an, ist die Standardaufgabe der ersten Sitzung als der vorsichtigere Ansatz vorzuziehen. Folgende Variation haben wir dem Paar am Ende der Sitzung gegeben:

> *Beobachten Sie bitte bis zum nächsten Mal, was zwischen Ihnen geschieht, das Sie glauben lässt, dass der Zeitpunkt, an dem Sie es noch einmal miteinander versuchen wollen, näher rückt.*
> *Doch Vorsicht: Es noch einmal miteinander versuchen, bevor Sie beide wissen, dass Sie wirklich so weit sind, wird wahrscheinlich scheitern. Die größte Gefahr besteht in einem zu frühen Versuch.*

Was im Moment als die beste Entscheidung aussieht, kann sich am Ende als unbrauchbar erweisen. In den zwei Wochen bis zur zweiten Sitzung folgte sie einem Impuls und ging zu ihm zurück. Innerhalb von 24 Stunden war bereits alles wieder beim Alten. Er zog aus, konsultierte am selben Tag noch einen Anwalt und reichte die Scheidung ein. Sie war schockiert, wusste aber, wie sie am Telefon berichtete, dass sie sich unklug verhalten hatte. Sie liebte ihn immer noch, „aber er fühlt sich betrogen, und ich habe keine Ahnung, warum".

Jetzt können zwei weitere Regeln für Misserfolge aufgestellt werden:

4. Nimm ein unklares Ziel.
5. Nimm ein konkretes Ziel, ohne zu wissen, welche Konsequenzen für das Erreichen des Ziels erwartet werden.

Fallbeispiel 10

NACH AUSNAHMEN SUCHEN → Nein

↓

HYPOTHETISCHE LÖSUNG

↓

Beschreibe Unterschiede zwischen hypothetischer Lösung und Beschwerde

↓

Setze Ziele

↓

Verschreibe:
Tue das Einfachste von dem, was funktioniert

Während Kurztherapie im Allgemeinen von einem zielorientierten Ansatz ausgeht, verlangt unser lösungsorientiertes Modell Kenntnisse darüber, wie Therapeut und Klient gleichermaßen feststellen, wann das Problem gelöst ist. Tatsächlich ist dies die zentrale Frage, um die sich andere Fragen drehen. Haben Therapeut und Klient Kriterien für den Erfolg entwickelt, spielt die ursprüngliche Beschwerde keine Rolle mehr. Sie können dann einfach daran arbeiten, Wege zu finden, die Ziele zu erreichen!

Klagender?	Kunde?
Jemand, der eine Beschwerde hat	Jemand, der hinsichtlich einer Beschwerde etwas tun will

Die Entscheidung, ob eine bestimmte Person zu einem bestimmten Zeitpunkt eher eine „Klagendenbeziehung“ oder eher eine „Kundenbeziehung“ zum Therapeuten eingeht, kann gelegentlich sehr schwierig sein. Es kann passieren, dass die Beziehung im Verlauf einer einzigen Sitzung zwischen beiden hin und her schwankt.

1. Sitzung

Die Klientin erzählte, dass sie seit ungefähr sieben Jahren „panische Angstanfälle“ hätte und sich an keinen Tag erinnern könne, an dem nicht ein Anfall aufgetreten sei. Während der sieben Jahre hatte sie durchschnittlich zwei Anfälle täglich gehabt. Obwohl sie sicher war, dass sie ganz selten nur einen Anfall gehabt hatte, konnte sie sich an keinen spezifischen Tag erinnern. Sie hätte jeden Tag um 10.00 Uhr einen Anfall, wenn nicht um 10.00 Uhr, dann um 11.00 Uhr, wenn nicht dann, dann um 12.00 Uhr. Der zweite wäre jeweils um 19.00 Uhr, wenn nicht, dann um 20.00 Uhr.

Als Reaktion auf die Wunderfrage gab sie im Folgenden an, was anders sein würde:

a) öfter mit anderen Menschen zusammen essen;
b) Rückkehr an die Universität;
c) kochen und Leute zum Essen einladen;
d) eine neue Garderobe;
e) alleine zum Pizzaessen ausgehen;
f) ihre Mutter, die außerhalb der Stadt lebt, besuchen;
g) alleine zu Hause fernsehen; und
h) andere Leute würden sagen: „Mensch, du siehst gut aus!“

Das Verschwinden der panischen Angstanfälle war für sie eine Voraussetzung für diese Aktivitäten (a bis h). Mit einer so klaren Zielbeschreibung wie in diesem Fall kann der Therapeut mit Unterstützung des Klienten Aufgaben entwickeln, die diese Verhaltensweisen (a bis h) fördern. Es ist dann nicht nötig, Aufgaben zu entwickeln, die darauf fokussieren, die „Anfälle“ zu eliminieren.

Als ich jedoch fragte: „Angenommen wir hätten für Sie etwas zu tun, von dem wir absolut sicher wären, dass es funktionieren würde, würden Sie es tun?“, meinte sie, dass sie erst wissen müsse, um was es sich handle, bevor sie ein Versprechen geben könne, denn sie sei ein furchtbarer „Feigling“ und wollte alles langsam und vorsichtig angehen. Dies verweist eher auf eine Beziehung des Typs „Klagender“ als auf den Typ des „Kunden“, und folglich erscheint eine auf ihre Reaktionen auf die Wunderfrage fußende Aufgabe verfrüht.

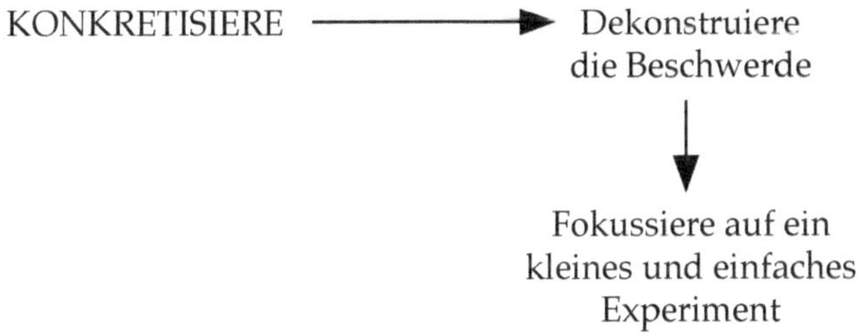

Eine Entscheidung muss getroffen werden, und eine einfache Aufgabe schien die vorsichtigere Herangehensweise zu sein. Wir wählten „zufälliges Anfangen und Beenden“ wegen der von ihr beschriebenen pünktlichen Regelmäßigkeit und gaben ihr die folgende Aufgabe:

„Da Ihnen eine ‚langsame Methode‘ lieber ist als eine ‚schnelle‘, möchte ich Sie bis zum nächsten Mal bitten, dass Sie jedes Mal, wenn sie fühlen, dass ein Anfall kommt, versuchen, ihn um mindestens fünf, aber nicht mehr als fünfzehn Minuten hinauszuzögern. Beobachten Sie, was Sie während dieser Zeit tun.“

Schon die kleinste bewusste Verzögerung könnte die Grundlage schaffen für häufiger auftretende Verzögerungen. Selbst erfolglose Bemühungen würden dem nächsten Schritt gewisse Einschränkungen auferlegen, während sich im Erfolgsfalle die Zahl der Wahlmöglichkeiten erhöhen würde. Die Aufgabe war keineswegs dazu bestimmt, die Anfälle an sich zu stoppen oder zu vermeiden. Vielmehr sah sie vor, eine Ausnahme zufällig auszulösen (im günstigsten Falle) und dabei zu helfen, sich entweder für „Klagender“ oder „Kunde“ zu entscheiden. Wie bei so vielen offensichtlich verhaltensbezogenen Aufgaben ist eine Botschaft impliziert: „Sie können es kontrollieren“, was ihr vielleicht ermöglicht, durch ihren „Ich- bin- hilflos“-Rahmen hindurchzublicken.

2. Sitzung

Sie berichtete, dass Spazierengehen das Einzige war, das den Beginn des Anfalls hinauszuzögern geholfen habe, jedoch habe sie das nur einige Male gemacht. Im Allgemeinen hätte sich nichts gebessert, obwohl sie bei einer Gelegenheit in die Stadt gelaufen sei, eine Freundin getroffen habe und spontan mit ihr Essen gegangen sei. Sie hätte nicht einmal einen milden Anfall gehabt: zum ersten Mal. Dieses Ereignis ermutigte sie, und sie fing dann an, die Aufgaben häufiger auszuführen, allerdings ohne irgendwelche neuen Ausnahmen. Des Weiteren hatte sie „das Kranksein satt“ und wollte „eine schnellere Gangart“ einschlagen, ohne jedoch bereit zu sein, „die schnellste Gangart“ einzuschlagen.

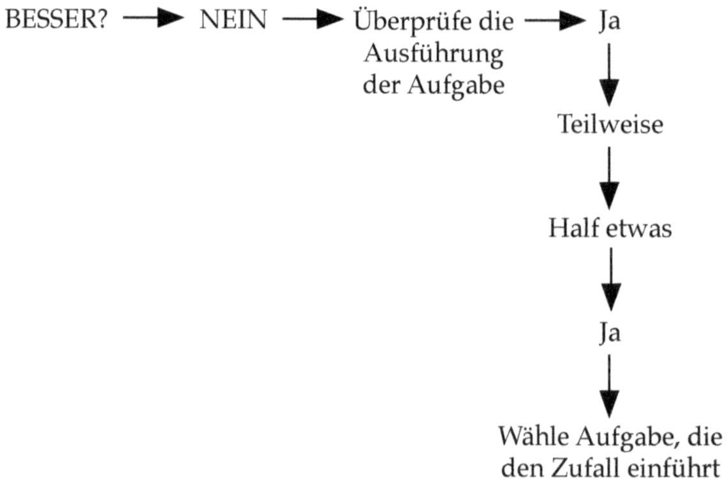

Es hatte sich nichts gebessert, aber wenn sie die Aufgabe ausführte, half das etwas. Dies weist darauf hin, dass ihr eine Aufgabe die Gelegenheit bieten musste, selbst die Entscheidung zu treffen, wann sie sie ausführte. Zu diesem Zeitpunkt muss jede Aufgabe etwas Zufälliges als eine Möglichkeit beinhalten.

„Schnelle und langsame Methoden“, „schnellere und langsamere Methoden“ können als Gradmesser der Bereitschaft der Klagenden/Kunden verstanden werden, etwas zu unternehmen. Die Wahl einer „schnelleren Methode“ legt nahe, dass die Beziehung in der zweiten Sitzung eher in die Kategorie der „Kunden“ fällt.

„Hier haben wir eine ‚schnellere Methode', aber keineswegs die ‚schnellste Methode'. Bis zum nächsten Mal hätte ich gerne, dass Sie jeden Abend vor dem Zu-Bett-Gehen entscheiden, welcher der acht Punkte auf der Liste für Sie am nächsten Tag am einfachsten auszuführen wäre. Werfen Sie dann eine Münze: bei Kopf tun Sie es, bei Zahl nicht. Drei Versuche sind völlig in Ordnung, wenn Sie das so wollen. Übrigens liegt der derzeitige Rekord bei sechsmal Kopf oder sechsmal Zahl hintereinander."

Das gibt ihr eine große Auswahl von Möglichkeiten, von denen einige leichter sind als andere. Und das Werfen der Münze nach ihrer Entscheidung ermöglicht es ihr, „nein" zu etwas zu sagen, das sie möglicherweise auch wirklich gerne getan hätte.

3., 4., 5., 6. Sitzung

Sie warf die Münze nur am Abend nach dieser Sitzung und war erleichtert, dass „nein" nach oben zu liegen kam. Im Verlauf von vier weiteren Sitzungen berichtete sie, dass sie sich jeden Abend entscheide, ob der nächste Tag ein „aktiver" sei, und sie wähle aus der wachsenden Liste aus. Bis zur fünften Sitzung waren die meisten Tage „aktiv", an denen sie keine Anfälle hatte. Die Aufgabe war in jeder Sitzung dieselbe: „Die Richtung stimmt – machen Sie so weiter."

Zu Beginn der sechsten Sitzung berichtete sie, sie habe das Los geworfen, um zu entscheiden, ob sie den Termin, den sie ihrer Meinung nach nicht mehr nötig hatte, einhalten sollte oder nicht. „Nein" kam nach oben zu liegen, aber sie kam trotzdem, nur um in den Genuss zu kommen, mich zu feuern.

Sechs Wochen später rief sie an, weil sie am Tag zuvor die Befürchtung gehabt hatte, vor einem „fürchterlichen panischen Angstanfall" zu stehen. Sie befürchtete, alles würde wieder anfangen. Ich fragte: „Und was haben Sie zu tun vergessen?" Sie überlegte eine Weile und meinte dann, sie habe am vorhergehenden Abend vergessen zu entscheiden, was sie am folgenden Tag tun würde.

Sechs Monate später berichtete sie, dass die Anfälle Schnee von gestern wären, obwohl sie dann und wann zu planen vergesse, und dann sei sie von banger Sorge erfüllt. Sie sei noch nicht wieder zur Universität zurückgekehrt und hätte auch ihre Mutter noch nicht besucht, weil sie sich das noch nicht zutraue.

Diskussion

Es sind wohl bei jedem Fall, mit dem sich ein Therapeut beschäftigt, Millionen von Entscheidungen zu treffen. Als Faustregel lässt sich sagen, dass die vorsichtigere gewöhnlich vorzuziehen ist. Lautet also die Frage „Klagender oder Kunde?", ist es risikoloser, von einer „Klagendenbeziehung" auszugehen und folglich eine Beobachtungs- oder Denkaufgabe zu verordnen. Bei einem unvorsichtigen Herangehen, wenn z. B. innerhalb einer „Klagendenbeziehung" eine Verhaltensaufgabe verordnet wird, könnte dies eine „Nichtausführung" und potenzielle Probleme für die therapeutische Beziehung zur Folge haben.

9. Ausnahmen: Die Konstruktion von Lösungen

ABSCHNITTSKARTE FÜR DIE FALLBEISPIELE DIESES KAPITELS

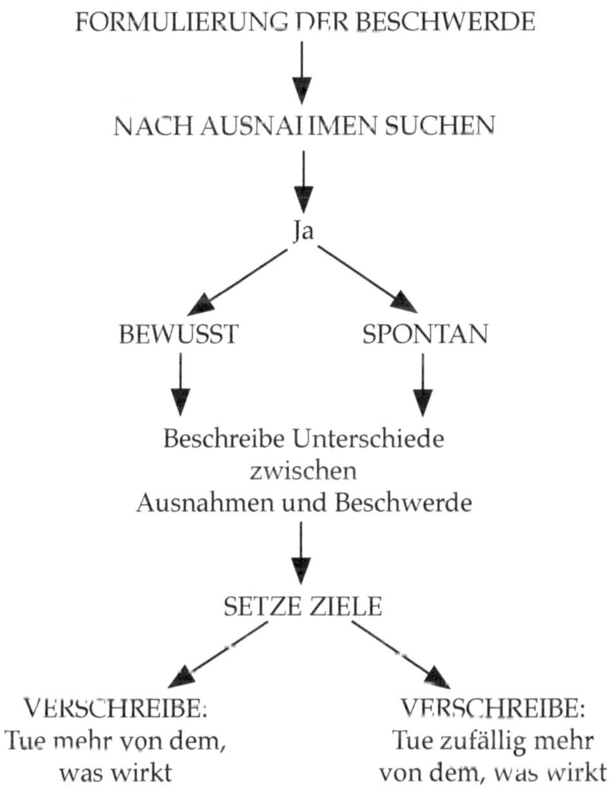

Fallbeispiel 11

Frau B., 24 Jahre alt, kam in die Therapie und wollte ihre Kokainsucht kurieren. Seit 18 Monaten hatte sie sich Koks in den Arm gespritzt und dabei manchmal in einer Nacht 1000 Dollar ausgegeben. Ihr war klar geworden, dass sie im vergangenen Jahr mehr für Kokain ausgegeben hatte, als sie verdient hatte. Zu Beginn der Sitzung behauptete sie, gegenüber ihrer Kokainsucht hilflos zu sein. Sie glaubte nicht, eine Chance zu haben, allein von ihrer Sucht loszukommen, und hatte in Erwägung gezogen, sich in ein Krankenhaus einweisen zu lassen. Sie wollte eigentlich, dass ich Hypnose anwende, um sie dazu zu bringen, Kokain zu hassen. Ich muss gestehen, dass ich eine der Kardinalregeln für die Durchführung einer Therapie verletzte, indem ich sie auslachte und ihr sagte, das wäre nur wieder ein dummer Kokaintraum. Sie war nicht eingeschnappt, sondern insistierte: Sie wollte, dass ich sie veranlasse „aufzuhören". Wieder lachte ich sie aus und sagte ihr, dass ich das nicht könne, sondern nur sie allein! Sie blieb dabei: Sie hatte die Vorstellung, sie sei hilflos, und ihr Kokainkonsum könne nicht von ihr kontrolliert werden.

Mich interessierte ihr Leben „außerhalb ihrer Kokainwelt", aber bevor ich sie fragen konnte, was sie mache, wenn sie gerade nicht auf Koks sei, sagte sie mir, sie habe seit drei Tagen kein Koks genommen – ihre längste Abstinenz seit über einem Jahr. „Aber das bedeutet nichts!", sagte sie, sie würde sich nämlich immer noch nach Koks sehnen. Es einfach nicht mehr zu nehmen, war zu diesem Zeitpunkt nicht genug. Frau B. meinte, dass sie auch aufhören müsse, sich danach zu sehnen, und tat deshalb diese drei Tage als unwesentlich ab. Ich betrachtete sie jedoch als den Beginn der Lösung – als ETWAS NUTZBARES. In meinen Augen wusste sie, wie das Problem zu lösen war, sie war sich nur nicht bewusst, dass sie es wusste. Also untersuchte ich, was sie anders gemacht hatte:

1. sie hatte den Telefonstecker herausgezogen,
2. sie machte die Tür nicht auf,
3. sie kam nach Hause, sah fern und ging früh zu Bett,
4. sie beschäftigte sich mit ihrem Hobby, Teppichknüpfen, und
5. obwohl sie mir das damals nicht sagte, übertrug sie ihre Geldangelegenheiten einer Tante, die im selben Büro arbeitet.

Als ich ihr zum dritten Mal sagte, dass dies genau die Aktivitäten seien, die sie fortsetzen müsste, war sie einverstanden.

Die Wunderfrage

Ich fragte sie dann: **Angenommen, eines Nachts, während Sie schlafen, würde ein Wunder geschehen und dieses Problem wäre gelöst, obwohl Sie Koks immer noch mögen. Was für einen Unterschied würde das machen?** Frau B. meinte, dass Sie dann die Dinge im Griff haben würde und in der Lage wäre, zu Koks „nein" zu sagen, was ein vernünftiges Ziel ist. Zu diesem Zeitpunkt war sie allerdings tatsächlich der Meinung, dass es dafür eines Wunders bedürfe. Sie erzählte mir dann von einer wesentlichen Ausnahme von ihrer Regel der Hilflosigkeit gegenüber Koks: Sie hatte niemals gestohlen oder ihren Körper verkauft, um es zu kaufen.

Ich fragte sie dann: **„Angenommen, wir hätten Aufgaben für Sie, von denen wir absolut sicher wären, dass sie funktionieren würden, würden Sie sie ausführen?"** Ohne zu zögern, sagte sie „ja". Nach einer langen Pause (um ihr Zeit zu geben, ihre schnelle Zusage zu modifizieren oder zurückzunehmen) wies ich darauf hin, dass diese Dinge vielleicht äußerst schwierig durchzuführen seien, obwohl nichts Unmögliches verlangt würde und alles legal sei und sich in einem durchaus moralischen Rahmen bewegen würde. Sie zog ihre Zusage nicht zurück.

Die Anwendung der Theorie ergibt also:

(1) Gibt es eine Beschwerde?
Ja
(2) Gibt es eine Ausnahme?
Ja
(3) Ist sie bewusst?
Ja
Beschreibe die Unterschiede zwischen Beschwerde und Ausnahmen. Die Aufgabe sollte dann verschreiben, dass der Klient mehr von dem tut, was funktioniert.
(4) Gibt es ein Ziel?
Ja

Nach einer Unterbrechung und nachdem wir ihr Komplimente hinsichtlich ihrer Aktivitäten der letzten drei Tage gemacht hatten und ihr sagten, sie solle damit weitermachen, machten wir den Vorschlag, dass sie feststellen sollte, was sie mache, WENN sie das Verlangen nach Kokain überwinde.

Das ist eine passende Aufgabe, weil sie

1. anerkennt, dass es Verlangen geben wird;
2. impliziert, dass die Klientin ihr Verlangen teilweise überwinden wird;
3. anerkennt, dass es vielleicht nicht gelingt, das Verlangen gänzlich zu bezähmen;
4. die Klientin auf „etwas tun" fokussiert und
5. nahe legt, dass der Therapeut von der Klientin einen Beitrag erwartet, ihr Verlangen teilweise zu überwinden.

Zudem ist sie übertragbar: „Beachten Sie, was Sie tun, wenn Sie das Verlangen, sich depressiv zu verhalten oder Ihren Mann zu schlagen oder Daumen zu lutschen, überwinden" (de Shazer 1985).

Da ihre Eltern ihr Geld schenkten und liehen in dem Wissen, dass sie zumindest einen Teil davon für Kokain ausgab, baten wir sie, ihre Eltern eine Erklärung unterschreiben zu lassen, ihr kein Geld mehr zu leihen oder zu schenken, bis sie und auch ihre Tochter absolut überzeugt wären, dass sie es nicht für Kokain ausgeben würde.[1] Das hat sie gemacht, und ihre Eltern haben unterschrieben.

Aber woher sollte ich wissen, was in dieser Sitzung zu tun war? Für mich ist die Antwort die einfachste Sache der Welt. Drei Tage hintereinander hatte die junge Frau kein Kokain genommen. Das ist ein bemerkenswert anderes Verhalten, insbesondere da sie sich selbst als hilflos Süchtige präsentierte. Diese Botschaft eines Unterschieds markierte wie eine rote Fahne, welcher der möglichen Wege einzuschlagen war, um ihr bei der Lösungskonstruktion zu helfen.

Ich war sofort neugierig herauszufinden, was dieser Unterschied für einen Unterschied machte. War es reiner Zufall und aus diesem Grund schwierig für sie zu wiederholen? Hatte sie beim Versuch aufzuhören, bewusst etwas getan, das zufällig funktionierte? Die

[1] Die Faustregel gilt, dass man sich bemühen sollte, Außenstehende daran zu hindern, ein Problem zu verschärfen. Diese Aussage verweist auf die einfachste Lösung. Funktioniert das nicht, sind wohl ein oder zwei Sitzungen mit ihren Eltern erforderlich.

Auch könnte es sich für einen Therapeuten lohnen, „Drogen- und Alkoholmissbrauch sowie unmäßiges Essen" als „Geldverschwendung" zu deuten, insbesondere, wenn Geld für den Klienten eine wichtige Rolle spielt. Die Dinge befinden sich dann in einem weit weniger belasteten Bezugsrahmen, und das hilft, unser Vorurteil abzubauen, diese Probleme als doch irgendwie anders geartet anzusehen.

Unterscheidung zwischen einem zufälligen Erlebnis und dem Finden von etwas, das funktioniert, half mir bei der Entscheidung über den nächsten Schritt. Bezüglich des Kokains hatte sie drei Tage vor der ersten Sitzung völlig bewusst etwas anders gemacht. Zumindest war sie während dieser drei Tage ihrer so genannten Sucht nicht hilflos ausgeliefert. Hier lag eine interessante Ausnahme von der Beschwerderegel vor.

Es war allerdings mehr als eine zufällige Ausnahme, es war eine *bewusste* Ausnahme, die sie kurz vor Therapiebeginn initiiert hatte. Sie war in der Lage, in etwa zu beschreiben, wie sich die drei Tage von den Tagen, an denen sie Kokain nahm, unterschieden, und die Beschreibungen waren gut genug, um sie bewusst fortsetzen zu können. Zuerst hatte sie wenig Vertrauen in ihre Lösung, und mir war klar, dass ich etwas tun musste, um diesen Erfolg herauszustreichen und sie zu ermutigen, mit etwas, das schon funktionierte, fortzufahren. Wie viele Menschen, die ein Problem haben, meinte sie, dass sich ihre Lösung letztendlich als nicht gut genug erweisen würde. Hätte sie die drei Tage nicht erwähnt, wäre der Unterschied zweifelsohne nicht bemerkt worden und hätte zu einem weiteren misslungenen Lösungsversuch geführt. Meine Aufgabe bestand also darin, ihr zu helfen, diesen Unterschied so zu konstruieren, dass er einen Unterschied machte, um damit das Problem zu lösen.

In zumindest einer weiteren Hinsicht können ihre drei Tage ohne Kokain als ein Vergrößerungsglas dienen für die Suche nach „Ausnahmen". Obwohl einige Ausnahmen „spontan" auftreten (s. unten), verlangen andere bewusste Anstrengungen seitens des Klienten, die bewirken, dass der Therapeut glaubt und sein Team hinter dem Spiegel sagt: „Dieses Problem ist bereits gelöst!"

Es war für mein weiteres Vorgehen von entscheidender Bedeutung, dass vier der fünf von ihr als anders beschriebenen Verhaltensweisen nicht die Mitwirkung einer weiteren Person erforderlich machten. Dadurch fällt es ihr wesentlich leichter, diese Unterschiede in Zukunft zu fördern und auszubauen. Wäre die Mitwirkung Dritter erforderlich gewesen, hätte es für sie recht schwierig werden können, weil Dritte vielleicht nicht so ohne weiteres bereit gewesen wären, ihren Beitrag zu leisten.

Die Wunderfrage hat sich im BFTC zu einer Standardfrage entwickelt, um die Erwartungen des Klienten zu ergründen und Ziele zu setzen. In diesem Fall zeigte Frau B. eine adäquate Reaktion: Sie würde „nein" sagen zu Kokain. Es ist häufig so, dass die Reaktion des Klienten auf diese Frage als Zielaussage für die Therapie dient.

Da ich mich geweigert hatte, etwas zu tun (keine Hypnose, um sie zum Aufhören zu bewegen oder um ihr Verlangen zu beenden), und da sie bewusst etwas unternommen hatte, um mit Kokain aufzuhören, und sich einverstanden erklärt hatte, damit fortzufahren, erschien es wichtig, von ihr die Bestätigung zu erhalten, dass wir beide der Meinung wären, es sei ihre Aufgabe, etwas zu unternehmen. Am Ende des Interviews, kurz vor der Konsultationspause, hatte sie zugestimmt, das zu tun, was mein Team und ich ihr vorschlagen würden. Um sicher zu gehen, ließ ich es völlig offen, war allerdings überzeugt, dass ein Teil unserer Instruktionen darin bestehen würde, sie solle das weitermachen, was sie in den letzten drei Tagen getan hatte. Damit unterstrichen wir die Wichtigkeit ihrer eigenen schon erfolgreichen Bemühungen, zu Kokain „nein" zu sagen.

2. Sitzung

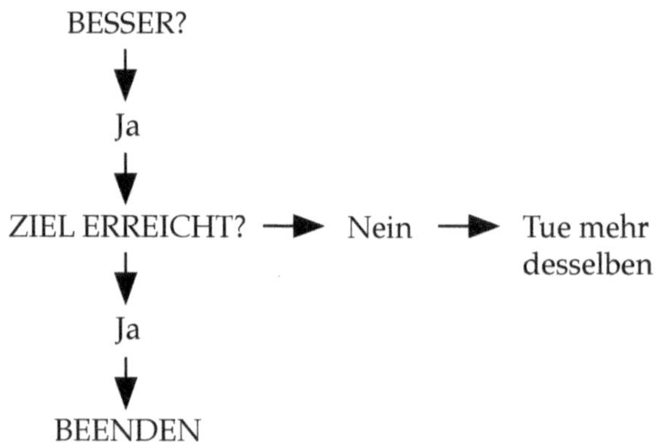

Fragen am Anfang der zweiten Sitzung (und nachfolgender Sitzungen).

(1) Sagt der Klient, es ginge besser?
Ja
(2) Sagt der Klient, die Ziele seien erreicht?
Nein

Dann sollte die nächste Intervention der ersten ähnlich sein, da das funktionierte. Sagt der Klient, das Ziel sei erreicht, ist es Zeit, die Therapie zu beenden oder zumindest darüber zu reden. Eine Beendigung muss möglicherweise aufgeschoben werden, bis der Klient genug Vertrauen in die Lösung hat.

T: Na, wie steht's?
K: Spitze!
T: Was zum Teufel machen Sie denn richtig?
K: Wie bitte?
T: Was zum Teufel machen Sie denn richtig?
K: Ich nehm kein Kokain.
T: Jetzt sind es 17 Tage?
K: 17 Tage und ich zähle weiter. Ich streiche sie mir im Kalender an.

Dieser Dialog eröffnete die zweite Sitzung. Sie schien schockiert, als ich sie fragte, was zum Teufel sie denn richtig mache. Vielleicht dachte sie, das wäre nicht unbedingt das richtige Benehmen für einen Therapeuten, oder vielleicht hatte sie auch noch nie jemand beschuldigt, etwas richtig gemacht zu haben. Jedenfalls sagte sie es mir.

Sie empfand es als recht schwierig, sich an die verschiedenen Momente ihres Verlangens und was sie tat, um es zu überwinden, zu erinnern, hatte allerdings rasch einen geeigneten Weg gefunden. Wurde sie zu Hause von dem Verlangen nach Kokain überfallen, ging sie in ein anderes Zimmer und begann sich mit ihrem Hobby, dem Teppichknüpfen, zu beschäftigen. Diese Verhaltensweise behielt sie bei und ergänzte sie noch mit Putzen, Waschen und Lebensmittel einkaufen. Sie begann auch, anders über Kokain zu denken. Hatte sie früher das Verlangen nach Kokain überfallen, dachte sie ausschließlich an das „high"-Sein und ignorierte das „down", das folgte; jetzt aber dachte sie an die „down"-Phase, die unweigerlich folgte. Keine „downs" zu haben, war für sie wichtig, und sie meinte, ihre Chancen, ohne Kokain auszukommen, stünden besser als vor zwei Wochen.

Obwohl sie der Aussage, sie habe ihre eigene Lösung gefunden, skeptisch gegenüberstand, war sie dennoch der Meinung, dass die Chancen eines Rückfalls 50/50 standen. Fraglos blickte sie jetzt optimistischer in die Zukunft als vor zwei Wochen. Im Großen und Ganzen stimmten die Teammitglieder hinter dem Spiegel mit ihr überein: Die eine Hälfte dachte, ein Rückfall würde wohl eher früher als später eintreten, während die andere Hälfte wohl eher später als früher damit rechnete. Ich stimmte mit keiner Gruppe überein. Ich sah die Wahrscheinlichkeit eines Rückfalls in der nahen Zukunft, also zwischen der zweiten und dritten Sitzung, als verschwindend gering an, und zwar einfach deshalb, weil sie den gesamten Behandlungsansatz selbst kreiert hatte. Nichts, was sie getan hatte, war ihr fremd; es kam alles aus ihrem Repertoire. Am Ende der Sitzung unterbreitete ich ihr die unterschiedliche Einschätzung und legte ihr nahe, mit dem weiterzumachen, was funktioniere.

Wieder war es überaus einfach herauszufinden, was in der zweiten Sitzung zu tun war. Sie legte kontinuierlich Verhaltensweisen an den Tag, die sie nicht mit Kokainkonsum assoziierte, sondern genau entgegengesetzt mit dem bewussten Verzicht auf Kokain. Folglich kommt eine der Faustregeln des BFTC zur Anwendung: Weiß man, was funktioniert, ist damit weiterzumachen. Die Klientin folgte dieser Regel, und genau aus diesem Grund sollte es der Therapeut ebenfalls tun. Berichtet die Klientin, es gehe besser, wird vom Therapeuten nichts weiter verlangt, als der Klientin zu helfen, selbst zu erkennen, was funktioniert, und Mittel und Wege zu finden, um hiermit weiterzumachen.

Im Verlauf vier weiterer Sitzungen (innerhalb von drei Monaten) fand sie zahllose Ablenkungen, um ihr Verlangen zu überwinden, ohne dass ich auch nur eine einzige davon vorgeschlagen hätte. Während der gesamten Therapie nutzten unsere Interventionen einfach das, was sie schon ausführte und selbst kreiert hatte. Bis zur letzten Sitzung (der sechsten), sechs Monate nach der ersten, war ihr Tipp für den eigenen Erfolg von 50/50 auf 80/20 zu ihren Gunsten gestiegen. Sie bezweifelte, dass sich die Erfolgschancen jemals ändern würden. Erneut benutzte ich etwas, was sich für sie selbst als wirksam erwiesen hatte: Ich deutete an, dass sie ihre Chancen möglicherweise auf 99/1 steigern könnte, wenn sie sich selbst so viel Kokain wie sie nur wollte in Aussicht stellen würde, vorausgesetzt, sie würde ihren Körper verkaufen oder stehlen, um es zu bezahlen. Sie lächelte und stimmte zu. Achtzehn Monate später war sie immer noch clean.

Der Einfluss von Milton H. Erickson

Von Beginn an gründete meine Arbeit auf den Prinzipien, die ich den vielen Schriften Ericksons entnahm. Nach meinem Verständnis dient

Ericksons Werk als Ausgangspunkt für meine Arbeit und die meiner Kollegen am BFTC. Interessanterweise arbeiten wir, nachdem wir in meiner Praxis jahrelang auf Hypnose und Trance basierende Methoden verwandt hatten (de Shazer 1978, 1979), in jüngster Zeit (seit 1982) nicht bewusst mit der Induktion von Trance. Dennoch sehe ich jetzt meine Arbeit als hypnotischer an, und ich bin der Auffassung, dass ich dabei das von Erickson begonnene Werk weiter ausbaue.

So ist aus meiner Sicht die Konsultationspause während der Sitzung fast einer Induktion von Trance ähnlich, da der Klient beim Warten aufnahmebereiter zu werden scheint für das, was der Therapeut zu sagen hat, wenn er in das Zimmer zurückkehrt. Dieser Zustand wird durch die von uns konstruierten Botschaften gefördert. Wir beginnen mit Komplimenten darüber, was der Klient „Richtiges", „Gutes" und „Wirksames" tut – eine während der Interviewphase der Sitzung begonnene „Ja-Haltung" des Klienten wird gefördert –, bevor wir dem Klienten unsere Therapievorschläge unterbreiten. Während wir die Komplimente machen, sehen wir häufig tranceähnliche Verhaltensweisen, wie z. B. „unbewusstes Kopfnicken", Änderungen im Atmungsrhythmus, eine entspanntere Sitzhaltung. Zudem tendieren die Klienten dazu, eine Version der Aufgabe auszuführen, wenn eine „Ja-Haltung" etabliert wurde.

Utilisieren

Wenn Erickson über das „Utilisieren" sprach, meinte er damit vieles. Manchmal definierte er es als das „Utilisieren" problematischer Verhaltensweisen, Gedanken und Gefühle als Teil einer therapeutischen Lösung. Ein Aspekt dieser Bedeutung wurde als „Symptomverschreibung" beschrieben, ein Instrument, das in bestimmten Situationen fraglos nützlich sein kann.

Erickson verstand unter „utilisieren" nicht nur „Symptomverschreibung". Er verwandte eine zweite, allgemeinere Definition: „,Utilisieren' der eigenen Denkprozesse eines Patienten auf eine Art und Weise, die außerhalb des gewohnten Rahmens absichtlicher oder freiwilliger Kontrolle liegt" (Erickson, Rossi u. Rossi 1978, S. 19). Ich verwende eine verwandte und doch unterschiedliche Definition, zumindest was die Betonung betrifft. Aus meiner Perspektive umfasst „utilisieren" all das, was der Klient irgendwie „richtig" oder „gut" macht, was „nützlich" oder „wirksam" ist oder „Spaß macht", um eine Lösung zu entwickeln.

Ich glaube, dass wir Therapeuten im Grunde genommen von den „Problemen" und wie man sie lösen kann, nicht mehr loskommen. Therapeuten reden häufig über „die Behandlung von Phobien" oder „die Behandlung von Bettnässern" oder „die Behandlung von Paarkonflikten" oder „die Behandlung von Familien" oder „die Behandlung von Paaren" oder „die Behandlung von Einzelpersonen". Jene Therapeuten scheinen zu glauben, dass all diese Fälle oder Probleme irgendwie verschieden sind und dass das Problem bzw. die Anzahl der beteiligten Personen die Behandlungsweise bestimmt.

Unsere weiteren Untersuchungen der Lösungsentwicklung ergaben, dass es in der Behandlung von Phobien, von Bettnässern und von Paarkonflikten mehr Ähnlichkeiten als Unterschiede gibt. Und ich bin mir keineswegs sicher, ob diese Unterschiede einen Unterschied machen! Ich nehme an, dass dieser Gedanke für viele andere, genauso wie anfangs für mich, ein Schock ist. Aber ich hoffe, dass Ihnen das nicht, wie mir, den Schlaf raubt. Mein Team und ich waren jedoch nicht in der Lage, eine andere Schlussfolgerung zu ziehen, die unserer Erfahrung entsprochen hätte.

Fallbeispiel 12

Eine bezaubernde 56 Jahre alte Frau, Frau C., kam in die Therapie, weil ihr doppelseitig gelähmter Mann sich immer mehr aufregte, dass sie so zerstreut war, wenn er sie brauchte. Sie war „geistesabwesend", weil sie ihre Zeit damit verbrachte, sich mit den Stimmen in ihrem Kopf zu zanken. Sie überhörte dann natürlich die Rufe ihres Mannes. Sie hatte diese Stimmen schon seit Jahren gehört, hatte jetzt aber Angst, dass diese Erscheinungen schlimmer würden. Seit mehr als dreizehn Jahren war sie nicht im Krankenhaus gewesen und wollte das auch unter allen Umständen vermeiden. Da ihr klar geworden war, dass sie die Stimmen vermutlich „immer" hören würde, wollte sie wenigstens aufhören, mit ihnen zu streiten, da sie sich ja um ihren Mann kümmern musste.

Frau C. meinte, sie würde mehr und mehr mit ihren Stimmen streiten, und rein gar nichts würde sie verstummen lassen. Als ich ganz am Anfang der ersten Sitzung die Zeiten explorierte, an denen sie die Stimmen nicht hörte oder ihnen keine Beachtung schenkte oder sich nicht mit ihnen stritt, obwohl sie ihnen zuhörte, zeigte sie sich überrascht. An Zeiten, in denen sie die Stimmen nicht hörte oder sie nicht beachtete, konnte sie sich nur recht vage erinnern. Sie war allerdings einverstanden, zwei Wochen lang genau Buch zu führen, obwohl sie der Meinung war, dass ich eigentlich mehr über die Stimmen und was sie sagten erfahren sollte, und mich vielleicht sogar dafür interessieren sollte, „weshalb“ sie Stimmen hörte.

Ich bat sie, sorgfältig aufzuschreiben, was sie alles machte,

1. wenn sie keine Stimmen hörte,
2. wenn sie ihnen keine Beachtung schenkte,
3. wenn sie sich mit ihnen nicht zankte und
4. wenn sie merkte, dass ihr Mann wusste, dass sie ihnen keine Beachtung schenkte.

Für mich lautete die Frage, was Frau C. denn zu den Zeiten Wirksames, Nützliches oder Gutes machte, an denen sie die Stimmen nicht ärgerten oder ablenkten. Wenn diese „spontanen“ Ausnahmen erst einmal in Verhaltensbegriffen beschrieben werden konnten, musste sie ermutigt werden, mehr desselben oder etwas Ähnliches zu tun. Die Stimmen, die sie hörte, akzeptierten wir schlicht und einfach als einen Teil ihrer Weltsicht. Ich sah meine Aufgabe nicht darin, die Stimmen zum Verschwinden zu bringen, sondern war vielmehr bestrebt, die Zeit bzw. den Teil der Zeit, an denen sie nicht von den Stimmen belästigt wurde, zu vermehren.

In der zweiten Sitzung (zwei Wochen später), berichtete Frau C., dass sie sich ganz selten vor Mittag mit den Stimmen streiten würde. Während dieser Zeit war sie mit Hausarbeit beschäftigt und kümmerte sich um ihren Mann. Sie fand weiter heraus, dass die Stimmen manchmal für den gesamten Zeitraum, in dem sie beschäftigt war, still waren, vorausgesetzt sie zankte sich nicht mit ihnen; kaum hatte sie sich jedoch hingesetzt, war sie mitten im Streit. Des Weiteren entdeckte sie, dass sie nicht mit ihnen stritt, wenn die Krankenschwester ihren täglichen Hausbesuch bei ihrem Mann machte. Wir explorierten in allen Einzelheiten, was sie machte, wenn sie „zu tun“ hatte. Waren diese Einzelheiten erst einmal bekannt, schlug ich schlicht und einfach vor, Frau C. solle doch mehr dieser Aktivitäten tun. Sie stimmte zu.

In der dritten Sitzung berichtete Frau C., dass sie es während der zwei Wochen geschafft habe, vor 17.00 Uhr überhaupt nicht mit den Stimmen zu streiten. Sie sei sehr beschäftigt, und es ginge ihr besser. Wiederum schlug ich einfach vor, Frau C. möchte doch mehr dieser Aktivitäten tun, und sie stimmte zu.

In der 5. Sitzung (zwei Monate nach der dritten) berichtete Frau C., dass die Stimmen seltener aufträten, seit sie weniger häufig mit ihnen streite, und Herrn C.s Beschwerden seien gleichermaßen seltener und schwächer.

Ein Jahr später berichtete Frau C., sie hätte die Stimmen immer noch im Kopf, sie machten ihr jedoch wenig Kummer. Die Therapieziele (Herrn C. zu helfen, seine Beschwerden abzubauen, und Frau C., seltener mit ihren Stimmen zu streiten) wurden einfach dadurch erreicht, dass auf den Ausnahmen – den Zeiten also, wo sie nicht mit den Stimmen stritt – aufgebaut wurde. Die Stimmen wurden als solche akzeptiert, und nichts wurde versucht, sie zum Verstummen zu bringen.

Wechselnde, kompliziertere Konstruktionen

Man hätte Frau C.s Situation auf viele verschiedene Arten beschreiben können. Die Stimmen hätte man z.B. als Lösungsversuch ansehen können. Sie waren dann am aktivsten, wenn sie sich am wenigsten um ihren Mann kümmerte. Insofern hätte man vermuten können, dass die Stimmen eine Lösung für das Problem seien, dass sie zwar ihren Mann scheinbar bereitwillig pflegte, in Wirklichkeit dies aber als Belastung empfand. Frau C. war in einer Position, wo sie nicht gewinnen konnte: 1) Entweder sie kümmerte sich bereitwillig ohne Stimmen um ihren Mann oder 2) sie kümmerte sich um ihn, weil sie musste, um ihre Stimmen zum Schweigen zu bringen.

Man könnte die Stimmen so interpretieren, dass sie eine homöostatische Funktion in der Ehe erfüllen: 1) Sie halten Frau C. zurück, aus der Ehe auszubrechen, was darauf hindeuten könnte, dass es ohne Stimmen keine Ehe geben würde, oder 2) sie helfen ihr bei der Erfüllung ihrer Bedürfnisse durch ihre „Krankheit".

Diese systemischen Beschreibungen oder Erklärungsmetaphern könnten noch durch zahlreiche intrapsychische ergänzt werden. Jedoch ist zu bedenken, dass es allemal komplizierter ist, Erklärungsmetaphern zu verwenden, als die Beschwerde für bare Münze zu nehmen: Frau C. hatte quälende Stimmen, mit denen sie sich nicht mehr länger streiten wollte. Durch ein geringfügig anderes Verhalten könnte dieses Ziel ganz einfach erreicht werden. Jede der Erklärungsmetaphern könnte bei der Erarbeitung eines komplizierten therapeutischen Ansatzes von Nutzen sein, sollte der einfachste fehlschlagen; was allerdings weitaus wichtiger ist: Jede der Erklärungsmetaphern könnte den Therapeuten dazu verleiten, den einfachsten Ansatz zu übersehen.

Die Annahme, dass komplizierte Landkarten zwangsläufig eine komplizierte Landschaft darstellen, ist angesichts der Tatsache, dass diese Karten in bestimmten Zusammenhängen ganz nützlich sind, allzu verführerisch.

Fallbeispiel 13

Herr und Frau D. brachten ihren neunjährigen Sohn und ihre siebenjährige Tochter mit in die Therapie. Die vordringlichste Beschwerde der Eltern betraf die Wutanfälle der Tochter, eine nachgeordnete Beschwerde bezog sich auf das schlechte Gedächtnis des Sohnes. Die Wutanfälle waren häufig aufgetreten, manchmal zwei pro Tag, bis zu dem Tag, an dem der Termin telefonisch vereinbart worden war. Danach gab es drei Tage hintereinander keine Wutanfälle! Der Vater meinte, es sei so gewesen wie in dem Fall, wo die Zahnschmerzen in dem Moment aufhören, in dem man den Zahnarzt anruft. Ich begann sofort zu explorieren, was an Tagen ohne Wutanfälle anders war. Bruder und Schwester wären dann so richtig in ein gemeinsames Spiel vertieft und die Eltern mit Hausarbeit beschäftigt. Das Spiel wäre konfliktfrei verlaufen, und folglich hätten sich die Eltern entspannen und amüsieren können, ohne schlichten bzw. Ungezogenheiten bestrafen zu müssen. Diese Bedingungen waren allerdings nichts Ungewöhnliches, d. h., die Kinder spielten häufig zusammen, und die Eltern waren häufig mit Hausarbeit beschäftigt. Alle meinten jedenfalls, die Tage ohne Wutanfälle wären reiner Zufall.

Nachdem wir der Familie wegen ihrer klaren Beschreibung und ihrer Sorge füreinander Komplimente gemacht hatten, baten wir sie, jeder für sich solle, bevor die Tochter zu Bett geht, voraussagen, ob der nächste Tag ohne Wutanfälle verlaufen würde. Bevor sie dann am nächsten Tag die folgende Voraussage machten, sollten sie überprüfen, ob ihre Voraussagen richtig oder falsch waren.

Aber was tun?

Da es Ausnahmen gab, musste der Fokus während des Interviews darauf gerichtet werden, der Familie zu helfen, mehr von diesem anderen – was immer es war – zu tun. Im Gegensatz zu den bewussten Unterschieden des Fallbeispiels 11 waren die Unterschiede in diesem Fall, wie auch in Fallbeispiel 12, nicht geplant, sondern vielmehr spontan. Das ist der wesentliche Unterschied zwischen den Fallbeispielen.

Weder die Familie noch ich konnten beschreiben, welche Unterschiede an den drei Tagen ohne Wutanfälle tatsächlich einen Unterschied machten. Eines jedoch war deutlich anders. Aber was? Hatte die Mutter etwas anders gemacht? Der Vater? Der Bruder? Oder das Mädchen selbst? Waren diese Tage rein zufällig, dann ist eine Wiederholung dessen, was anders war, praktisch unmöglich. Können jedoch Verhaltensunterschiede beschrieben werden, ist es möglich, die zufälligen Unterschiede bewusst auszuführen. Die Aufgabe wurde definiert, um herauszufinden, was *jeder Einzelne* an den Tagen ohne Wutanfälle anders machte.

Die Tatsache, dass drei Tage ohne Wutanfälle verlaufen waren, bedeutete natürlich, dass eine Lösung gefunden war, obgleich weder die Familie noch der Therapeut wissen, worin sie besteht, noch wie sie beschrieben werden kann. Die Familienmitglieder, die früher nur Wutanfälle erwarteten, können jetzt beginnen, ihre Erwartungen zu ändern, und damit wäre der Prozess einer Lösung in Gang gebracht.

In der zweiten Sitzung wurde deutlich, dass die Wutanfälle gestoppt werden konnten, wenn es den Eltern gelang, die Streitanlässe über das, was sie von dem Mädchen erwarteten, zu ignorieren oder ihnen aus dem Weg zu gehen. Obwohl niemand die Tage, an denen keine Wutanfälle auftraten, voraussagen konnte, stellten sie fest, dass das Mädchen nach ein wenig Aufregung und ein paar Tränen schließlich doch ihren Anweisungen folgte. Zum ersten Mal wandte die Mutter diese Technik kontinuierlich an, und die Wutanfälle traten seltener auf als sonst, wenn auch eine Woche ganz ohne Wutanfälle nicht vorkam.

Nachdem wir der Familie noch einmal bezüglich ihrer Beobachtungsgabe und Ausdauer Komplimente gemacht hatten, unterbreiteten wir ihnen den Vorschlag, beginnende Wutanfälle auch zukünftig zu ignorieren. Sollte ein Wutanfall allerdings schon begonnen haben, bevor sie ihn ignorieren konnten, sollten sie einfach „etwas anders machen“, vielleicht sich entfernen oder etwas ähnliches.

Obwohl zwischen Tagen mit und Tagen ohne Wutanfälle keine Unterschiede festgestellt worden waren, wurde deutlich, dass es einen Unterschied machte, die Wutanfälle zu ignorieren. Folglich konnte vermehrtes Ignorieren als Aufgabe gegeben werden. An diesem

Punkt lässt sich nicht sagen, ob das Ignorieren ausreicht, um mit den Wutanfällen in einer die Familie zufrieden stellenden Art und Weise fertig zu werden. Weder der Therapeut noch die Familienmitglieder haben mit dem Ignorieren ausreichend Erfahrung, um ihm als dem nützlichsten Ansatz zu vertrauen.

Herr und Frau D. hatten etwas gefunden, das zu einer Verbesserung führte, und folglich legte die Intervention ganz einfach nahe, mit dem, was funktioniert, fortzufahren, nämlich mit dem Ignorieren. Da nunmehr ein Unterschied bemerkt worden war, musste die Familie diesen Unterschied verstärken. Dies könnte dann zu einer zufrieden stellenden Lösung führen.

Fallbeispiel 14

1. Sitzung

Frau Z. brachte ihren Mann in die Therapie, weil sie wollte, dass er mit dem Alkoholmissbrauch aufhöre. Herr Z. meinte, er würde nicht übermäßig trinken, und er wollte auch nicht damit aufhören. Wie sich herausstellte, hatte er ihr schon häufig versprochen, mit dem Trinken aufzuhören. Er würde nur dann einen trinken, wenn er seine Angehörigen, die eine Kneipe betrieben, besuchte. Allerdings schien das immer zu mehr zu führen, da er sich miserabel fühlte, weil er sein Versprechen, das er im Übrigen überhaupt nicht hatte geben wollen, nicht gehalten hatte. Als Erstes schlug ich vor, dass er dieses Versprechen nicht mehr geben sollte. Er stimmte zu. Dann explorierte ich mit ihm zusammen seine Aktivitäten an alkoholfreien Tagen. Mit ihr explorierte ich, was sie ihn tun sah, wenn er nicht trank. Und ich explorierte, was sie machte, wenn er nicht trank. In dieser ersten Sitzung wurde deutlich, dass es Zeiten gab, an denen er nicht trank, und dass ihrer beider getrenntes und gemeinsames Verhalten davon positiv beeinflusst wurde. In der ersten Sitzung reichte jedoch die Zeit nicht aus, um nichtproblematische Muster im Detail zu erforschen.

Deshalb

> *forderten wir sie auf, dass jeder für sich Buch führen sollte über das, was sie in der kommenden Woche jeder für sich und zusammen machten, wenn er nicht trank.*

Indirekt verschreibt diese Aufgabe das Ausnahmemuster. Das heißt, um die Aufgabe auszuführen, muss er das Trinken sein lassen. Ihm direkt vorzuschlagen, nicht zu trinken, würde nur die erfolglose Taktik seiner Frau fortsetzen.

2. Sitzung

Während der Woche hatte Herr Z. überhaupt nichts getrunken. Bevor er allerdings seine Beobachtungen beschrieb, fing er an, das Geschehen mit dem, was gewöhnlich geschah, wenn er trank, zu vergleichen. Er meinte, sein Trinken verändere sie enorm. Sie verhalte sich wie eine andere Person, wenn sie nur vermute, dass er getrunken habe. Wenn er nicht trinke, bediene sie ihn von vorn bis hinten, koche seine Leibspeisen, schrubbe ihm den Rücken, erinnere ihn an seine häuslichen Pflichten, kaufe ihm kleine Geschenke, packe sein Essen ein und schlafe mit ihm. Obwohl diese Liste aus nur einer Woche stammte, habe sie ihn während eines Zeitraums von zwei Jahren, in dem er nicht getrunken hätte, so behandelt. Frau Z . berichtete, er habe einige schon lange aufgeschobene Arbeiten erledigt, ohne dass sie ihn daran hätte erinnern müssen und dass er sie öfter spontan umarmt habe. Beide beschrieben diese Woche als wunderbar, allerdings befürchtete sie, dass es einfach ein glücklicher Zufall gewesen sein könnte, da sie keineswegs überzeugt sei, dass er nicht wieder anfangen würde zu trinken. Er sagte, in dem Moment, in dem sie vermutete, dass er getrunken habe, würde sie dieses Verhalten abrupt ändern: Sie ziehe sich zurück und meckere über alles. „Da könnte wirklich jeder zum Trinker werden." Wenn sie dann merke, dass er getrunken habe, würde sie zu ihrer Mutter gehen. Er sei dann einsam und trinke um so mehr. Schließlich würde er wieder sein Versprechen abgeben, sie würde zurückkommen und alles würde gut gehen bis …

Herr Z. stellte in aller Deutlichkeit fest, dass er nicht die Absicht habe, auf ihren Wunsch hin das Trinken aufzugeben. Ob und wann er aufhöre, sei allein seine Entscheidung. Er wollte, dass sie ihn „endlich in Ruhe lässt", und erklärte, er habe nicht die Absicht, die Therapie fortzusetzen, obwohl ich zu erkennen gegeben hatte, dass ich nicht von ihm verlangen würde, mit dem Trinken aufzuhören. Sie entschloss sich, alleine zu kommen, um daran zu arbeiten, wie sie mit einer Situation, die sie so nicht wollte, umgehen könnte: nämlich eine Ehe fortzusetzen mit der ständigen Bedrohung, dass er erneut zu trinken anfängt. Er hatte nichts dagegen, dass sie die Therapie fortsetzte, „denn es ist wirklich ihr und nicht mein Problem".

Diese Woche, wie auch die zwei alkoholfreien Jahre, lieferten die Bestätigung für die potenzielle Nützlichkeit der Ausnahmen. Tatsächlich war die Ausnahme einmal die Regel gewesen. Deshalb machte ich einfach den Vorschlag:

> *Da Sie herausgefunden haben, was für Sie funktioniert, setzen Sie das fort, was Sie letzte Woche gemacht haben.*

Abgesehen vom Nichttrinken, war sein Anteil am Ausnahmemuster nicht sehr klar. Beiden fiel es leicht, ihren Anteil zu beschreiben, und sie bemerkten rasch die Unterschiede zwischen dem Missbrauchsmuster und den Ausnahmemustern. Deshalb war es für mich relativ leicht, mit ihr zu arbeiten, um durch die Förderung dessen, was in der letzten Woche funktioniert hatte, eine Lösung herbeizuführen. Bisher war seine Teilnahme nützlich gewesen, und seine weitere Teilnahme hätte sich auch als nützlich erweisen können. Sie ist allerdings nicht unbedingt notwendig, um eine Lösung zu entwickeln.

3. Sitzung (zwei Wochen später)

Herr Z. trank auch weiterhin nichts, und sie hatte nicht den leisesten Verdacht gehabt. Aber sie war besorgt. Ihr war klar, dass ihre Taktik nicht funktioniert hatte, und ihr war ebenso klar, dass sie diese Ehe gerne erfolgreich fortsetzen wollte. Ich machte den Vorschlag, wenn sie das nächste Mal vermute, er habe getrunken, sollte sie so tun, als ob sie keinen Verdacht habe und als ob alles in bester Ordnung sei. Entgegen ihrem sonstigen Verhalten sollte sie ihm sein Leibgericht servieren und mit ihm ins Kino gehen und danach mit ihm schlafen – alles normale Verhaltensweisen. Sie sollte seine Reaktionen und die Folgen beobachten. Das heißt, ich schlug vor, dass sie, egal was passierte, das Ausnahmeverhalten fortsetzen sollte. Der Gedanke dahinter war, dass ihre Ausnahmeverhaltensweisen bei ihm ebensolche hervorrufen würden.

Da Frau Z. nicht willens war, so zu tun, als ob alles normal sei, wenn sie herausfand, dass er getrunken hatte, schlug ich vor, sie sollte sich doch überlegen, was sie anders machen wollte, wenn sie nach Hause käme und bemerkte, dass er in ihrer Abwesenheit getrunken hatte. Sie sollte sich überlegen, was er von ihr am WENIGSTEN ERWARTEN WÜRDE, und genau das sollte sie dann tun. Sofort meinte sie, er würde am wenigsten von ihr erwarten, dass sie mit ihm einen trinken ging.

Wir lachten beide, als wir uns dieses Ereignis vorstellten, obwohl sie es eigentlich als „einen widerlichen Gedanken“ empfand.

Als sie ihn dann tatsächlich beim Trinken ertappte, verlor Frau Z. ihr Vertrauen in die Taktik des „so tun als ob“, obwohl sie bisher „alle ihre kühnsten Erwartungen“ übertroffen habe.

4. und 5. Sitzung

Im Verlauf der nächsten Monate habe sie sich noch einige Male verstellt – ob er getrunken hatte oder nicht, ist nicht klar –, und es sei zu keiner Eskalation gekommen. Sie sei auch nicht zu ihrer Mutter gegangen. Dann sei sie eines Tages nach Hause gekommen und habe das Auto eines Kumpels aus seiner Armeezeit vor dem Haus stehen sehen. Sie HABE GEWUSST, dass das Trinken bedeutete. Sie sei in einen benachbarten Laden gegangen und habe zwei Sechserpack des teuersten ausländischen Biers gekauft, das sie habe finden können. Dann sei sie nach Hause gegangen und habe das Bier auf den Küchentisch, an dem sie saßen, gestellt. Sie habe recht gehabt, er hatte ein wenig getrunken. Sie habe sich gesetzt und darauf bestanden, dass ihr Mann das Bier, das sie ihm als Überraschung gekauft hatte, trinken sollte. Sie setzte so ihr normales Verhalten fort, indem sie ihm ab und zu eine Überraschung mitbrachte. Er sei schockiert gewesen. Sein Kumpel, der geahnt habe, dass Ärger in der Luft lag, sei klugerweise gegangen, und sie habe insistiert, dass er, wenn er schon trinken würde, ihr Bier trinken sollte. Er habe es nicht angerührt. Ein Jahr später standen die zwei Sechserpack noch immer im Kühlschrank, und er hatte nicht wieder angefangen zu trinken.

Wenn sie vermutete, dass er getrunken hatte, verhielt *sie sich normal,* und das Trinken eskalierte nicht. Wenn sie wusste, dass er getrunken hatte, verhielt sie sich wiederum *normal* und brachte ihm beispielsweise das ausländische Bier als Überraschung mit: Das Trinken eskalierte nicht. Er weiß ihre Überraschungen zu schätzen, und wenn er wieder einmal trinken würde, müsste er *zuerst* ihr Überraschungsbier trinken, denn würde er etwas anderes trinken, hieße das, dass er ihre Überraschung zurückweist, und das wäre möglicherweise das Ende ihrer Ehe. Das aber will er vermeiden. Keinem der beiden ist wohl klar, wie wesentlich ihre Überraschungen und seine Reaktionen darauf tatsächlich für ihre Ehe sind, und ich würde es ihnen nicht sagen. Ein Jahr nach unserer letzten Sitzung hat er immer noch keinen Alkohol angerührt, und sie bereitet ihm weiterhin die von ihm geschätzten

Überraschungen. Natürlich kann man diesen Fall eines Missbrauchs nicht verallgemeinern. Man kann also nicht davon ausgehen, dass andere Frauen die gleichen „Überraschungsverhaltensweisen" an den Tag legen können und so tun können als ob, denn nicht alle Ehen hängen davon ab, dass sie ihm eine Überraschung bereitet und seine Wünsche erfüllt und er darauf so gut reagiert. Diese Art der Ähnlichkeit gibt es bei den Fällen nicht.

Die Lösung erfordert, dass sie das gewöhnliche Beschwerdeverhalten ablegt und etwas anders macht; *und* diese so genannten „anderen" Verhaltensweisen sind für sie in Wirklichkeit völlig normal, denn sie sind bereits ein Bestandteil ihres Repertoires; *und* von diesem Standpunkt aus verhält sie sich auf eine Art und Weise, die an gute Zeiten erinnert, und deshalb muss er mit einem entsprechenden „Gute-Zeiten-Verhalten" reagieren, da ihm an der Ehe genauso viel liegt wie ihr. Das heißt, dass die Intervention so angelegt war, dass ihr Verhalten außerhalb der Beschwerde innerhalb des Kontexts der Lösung der Beschwerde UTILISIERT wurde.

Wäre die Ehe kaputt gewesen und hätte er auf ihre Überraschungen während guter Zeiten nicht mehr reagiert, hätte dieser Ansatz vermutlich nichts bewirkt. Das heißt, dass das System verbunden sein muss, damit systemische oder interagierende Veränderungen wirksam werden können.

Dasselbe, aber anders

Natürlich funktioniert kein Ansatz immer. Es scheint, dass das Scheitern dieses lösungsorientierten Ansatzes häufig damit zusammenhängt, dass der Therapeut die Beschwerde des Klienten nicht einfach so akzeptiert. Hätte z. B. der Therapeut versucht, entweder die Stimmen von Frau C. zum Verschwinden zu bringen oder die (so genannte) Psychose zu behandeln, anstatt ihr dabei zu helfen, nicht mehr mit ihnen zu streiten, wie von Frau C. verlangt, wäre ihre Mitwirkung sehr schwierig geworden, und weder die Ziele des Therapeuten noch die von Frau C. wären erreicht worden.

Aufgrund dieser oben beschriebenen einfachen Vorstellungen hat man mich „den minimalsten der Minimalisten" genannt (Brewster 1985). Das war vermutlich nicht als Kompliment gedacht, ich fasse es dagegen als ein großes Kompliment auf. Aus der Perspektive eines Minimalisten ist es am besten, wenn man davon ausgeht, dass ein nasses Bett einfach ein nasses Bett ist, Zähneknirschen ist Zähneknirschen, Stimmen sind Stimmen und sonst nichts. Uns stehen komplexere Erklärungsmetaphern zur Verfügung, auf denen wir einen Behandlungsansatz aufbauen können, sollte der erste, minimalste Ansatz scheitern.

Will man von Punkt A nach Punkt B gehen und kennt die Landschaft dazwischen nicht, ist es am besten, man nimmt an, dass es möglich ist, von A nach B zu gehen, indem man einer geraden Linie folgt. Erweist sich diese Annahme als fehlerhaft und stößt man auf hohe Berge, muss man einen Pass suchen, der der ursprünglichen geraden Linie so nahe kommt wie möglich. Wie William von Ockham gesagt haben würde: Führe niemals komplexe Beschreibungen ein, wenn es einfache auch tun.

Vielen Therapeuten – solchen, die sich als Familientherapeuten, und auch jenen, die sich als Individualtherapeuten verstehen – mag es schwer fallen, sich diese vier Fälle als gleich und nicht als unterschiedlich vorzustellen. Schließlich geht es im Fall 11 um eine Person, die sich als Kokainsüchtige begreift, beim Fall 12 geht es um akustische Halluzinationen, Fall 13 handelt von einer Familie, die sich mit den zu häufigen Wutanfällen ihrer Tochter auseinander setzt, und im Fall 14 geht es um ein Paar, das mit Alkoholmissbrauch zu tun hat. Innerhalb unseres Modells sind die Fälle jedoch gleich, weil alle vier Klienten Ausnahmen beschreiben. In jedem Fall liegt die Betonung auf der Beschreibung dessen, was die Klienten während der Ausnahmezeit anders machten. Der Therapeut verschreibt dann mehr von dem, was der Klient herausgefunden hat und das auch funktioniert. In allen vier Fällen ist dieser Prozess im Wesentlichen gleich, obwohl im Fall 13 vier Menschen, im Fall 14 zwei Menschen anwesend sind und in den Fällen 11 und 12 nur eine einzelne Person anwesend ist. Die Anzahl der Personen ist kein Faktor, der die Dinge komplizierter macht.

10. Ein ungewöhnlicher Fall, der den Regeln folgt

Fallbeispiel 15

DARSTELLUNG EINER BESCHWERDE

↓

SUCHE NACH DEN AUSNAHMEN?

↓

Ja

↓

SPONTAN?

↓

Beschreibe den Unterschied
zwischen Ausnahme und Beschwerde

↓

SETZE ZIELE

↓

VERSCHREIBE:
Tue zufällig mehr
von dem, was wirkt

Eine 27-jährige Frau, Frau E., kam zur Therapie und erklärte, sie sei eine „abhängige Person", die fress- und alkoholsüchtig sei. Ich fragte, ob sie beides gleichzeitig tue, und sie sagte: „Nein, entweder esse ich zu viel und muss mich dann übergeben, oder ich trinke zu viel und nehme manchmal auch andere Drogen." Sie tue nie beides gleichzeitig. Ich wunderte mich und fragte sie, wie sie die Entscheidung träfe, was sie im Übermaß zu sich nehme. Sie träfe die Entscheidung nicht: Es hinge davon ab, wie sie sich fühlte. Ich fragte, an welchen dieser Probleme sie zuerst arbeiten wollte, wenn sie nur eins auf einmal lösen könnte. Sie sah aber beide Missbräuche als „Symptome" eines tiefer liegenden Problems an und war der Meinung, dass sie das tiefer liegende Problem lösen müsste und somit beide Symptome geheilt wären.

Am Anfang der Sitzung beschrieb Frau E., dass sie ein einziges großes Problem habe: übermäßiges Essen und Alkoholmissbrauch, die daher stammten, dass sie eine „abhängige Person" sei. Sie beschrieb dies wie folgt:

(1) X (möglicher Auslöser) ←
(2) Sich schlecht fühlen
(3) Unmäßiges Essen oder Alkoholmissbrauch
(4) Sich schlecht fühlen
(5) Fortsetzung des unmäßigen Essens
oder des Alkoholmissbrauchs
(6) Ende des unmäßigen Essens
oder des Alkoholmissbrauchs
(7) Rückkehr zum Normalzustand →

ZEIT ↑

Diese Konstruktion ist nicht sonderlich nützlich, da unmäßiges Essen und Alkoholmissbrauch als „das Gleiche" oder zumindest als Varianten des Gleichen beschrieben werden.

Einige Therapiemodelle (Watzlawick, Weakland u. Fisch 1974; Haley 1977; de Shazer 1982a) basieren auf der Vorstellung, dass das so genannte „Symptom" einen problematischen Schritt bzw. ein Element eines problematischen Musters darstellt und dass das Problem dadurch gelöst werden kann, dass dieser Schritt weggelassen, bzw. ein anderer Schritt in der Sequenz geändert wird, wodurch ein neues Muster oder eine Umleitung entsteht.

Ein Therapeut, der auf Problemlösung fokussiert, würde diese Sequenz wohl detailliert ermitteln, wobei er nach den Besonderheiten eines jeden Schrittes suchen würde. Aufgrund der Annahme, dass jede Veränderung in einem System auch eine Anpassung des übrigen Systems erfordert, würde er oder sie dann vorschlagen, dass der Klient irgendeinen dieser Schritte verändert. Wenn alles gut geht – was häufig vorkommt –, berichtet der Klient über eine Änderung in der Sequenz und erwähnt, dass das „Symptom", d.h. entweder das übermäßige Essen oder der Alkoholmissbrauch oder beides, nicht mehr vorhanden ist; hierdurch entsteht eine andere Version des Musters.

Da sich jedoch das gestörte Essverhalten vom Alkoholmissbrauch unterscheidet, begann ich, die Beschwerde so zu zerlegen, dass zwei sich voneinander unterscheidende Probleme in Erscheinung traten, bevor ich daran ging, Ausnahmen zu suchen; denn wenn zwei Probleme erkannt werden, können möglicherweise zwei verschiedene Ausnahmemuster entwickelt werden.

	BESCHWERDEMUSTER A'	BESCHWERDEMUSTER A"
1.	X	X'
2.	Sich schlecht fühlen a'	Sich schlecht fühlen a"
3.	Übermäßiges Essen	Alkoholmissbrauch
4.	Sich schlecht fühlen a'	Sich schlecht fühlen a"
5.	Fortsetzung des übermäßigen Essens	Fortsetzung des Alkoholmissbrauchs
6.	Ende des übermäßigen Essens	Ende des Alkoholmissbrauchs
7.	Rückkehr zum Normalzustand	Rückkehr zum Normalzustand

NORMALE TAGE – MUSTER *NICHT*-A

Seit zehn Jahren aß oder trank sie zu viel und war deswegen bereits etliche Male in Behandlung (sowohl stationär als auch ambulant). Weil ihre Ehe zerbrochen war, wollte sie sich noch einmal in Therapie begeben, und sie wollte entweder ihre Ehe kitten oder sich selbst so weit wiederherstellen, dass sie „eine vernünftige Beziehung mit einem Mann" haben könnte.

Am Anfang der ersten Sitzung beschrieb sie sich so, dass sie entweder zu viel isst oder zuviel trinkt, doch stellte sich heraus, dass wir drei verschiedene Muster beschreiben konnten:

1. das Muster der guten Tage – normalerweise zwei bis sieben nacheinander;
2. das Muster der schlechten Tage, Typ A′: Sie fühlte sich stets an einem Tag schlecht und WUSSTE durch die Art und Weise, wie sie sich schlecht fühlte, dass sie am nächsten und den darauf folgenden Tage Fress-kotz-Anfälle haben würde; und
3. das Muster der schlechten Tage, Typ A″: Sie fühlte sich schlecht und WUSSTE, dass sich diese Art des Sich-schlecht-Fühlens zu einer bis zu sieben Tage dauernden Sauferei führen würde.

Anstatt zu versuchen, entweder das problematische Muster (A oder A′ und A″) zu stoppen oder irgendeinen Schritt in der Sequenz zu variieren, können Lösungen darauf aufgebaut werden, dass man die unproblematischen Muster (NICHT-A) häufiger inszeniert. Somit wird von der Klientin weder verlangt, dass sie mit irgendetwas (X) aufhört, noch dass sie irgendetwas Neues macht, sondern sie wird gebeten, ein normales Muster zu „erzwingen“. Da das Symptom kein Bestandteil vom NICHT-A-Muster ist, ist sein Wiederauftauchen weniger wahrscheinlich. Das heißt, das problematische Muster (A oder A′ und A″) wird weder gestoppt noch bewusst umgewandelt. Aufgrund bewusster Nichtanwendung kann es als „zur Seite geschoben“ verstanden werden. Man erlaubt dem problematischen Muster so, allmählich zu verschwinden, statt es abzuschneiden.

Da wir am wenigsten über die Einzelheiten des Zyklus der guten Tage (NICHT-A) wussten und da sie sich gerade in einem solchen Zyklus befand, bat ich sie, mit einer Aufstellung ihrer Tätigkeiten während dieses Zyklus anzufangen und zu beobachten, was sie tat, wenn es ihr gelang, nicht in eines der Muster der schlechten Tage hineinzugeraten.

Die Suche nach Ausnahmen führte zu der Ansicht, dass das Muster der schlechten Tage A″ eine Ausnahme zum Muster der schlechten Tage A′ bildete. Das bedeutete natürlich, dass das Muster der schlechten Tage A′ eine Ausnahme zum Muster der schlechten Tage A″ bildete. Zusätzlich bildeten nicht nur die Muster der schlechten Tage gegenseitige Ausnahmen; das Muster der guten Tage war gleichzeitig eine Ausnahme zu beiden Mustern der schlechten Tage.

2. Sitzung

Sie berichtete, dass sie in der Woche zwischen den Sitzungen kein ungezügeltes Verlangen überwinden musste und dass sie mit der Aufstellung „Verhalten und Gefühle an guten Tagen" begonnen hatte. An den guten Tagen sorgte sie für sich, aß gut, machte Gymnastik, besuchte Freunde, ging an Sonntagen in die Kirche, führte Ferngespräche mit ihren Eltern usw.

Sie verglich dies mit den schlechten Tagen, an denen sie all dies nicht tat. Irgendwie konnte sie die Arten der schlechten Tage unterscheiden. Auch wenn sie es nicht so erklären konnte, dass ich es auch verstand, spürte sie den Unterschied. Diese beiden Arten des Missbrauchs hatten zum Zerbrechen ihrer Ehe geführt. Er hatte sie verlassen, weil er meinte, er „könne ihr nicht helfen". Er hatte gesagt, es habe den Anschein, als ob alles, was er versuchte, die ganze Sache nur noch schlimmer werden ließ. Beide behaupteten, einander noch zu lieben, weigerten sich aber, einander zu sehen: was für beide besser war. Da es funktionierte, stellte ich ihr dieselbe Aufgabe am Ende der zweiten Sitzung. Die dritte Sitzung wurde auf zwei Wochen später festgelegt.

3. Sitzung

Als die Sitzung begann, berichtete sie, dass die guten Tage anhielten: Es waren nun schon dreißig hintereinander. Sie hielt es für ein Wunder: „Es kommt vor, dass sich über Nacht etwas ändert." Ich war mir nicht so sicher. Ich bat sie nochmal das, was funktionierte, weiterzumachen, deutete aber an, dass Vorsicht geboten sei, da die Abwesenheit der beiden Muster der schlechten Tage nicht bewiesen werden konnte.

4. Sitzung

Diese Sitzung fiel mit einem schlechten Tag des Typs A zusammen: Sie wusste, dass sie am nächsten Tag einen Fressanfall haben würde. Sie wollte es aber wirklich nicht! Sie erklärte sich einverstanden, alles zu tun, was ich ihr sagte, auch ohne vorher zu wissen, was es sein würde, damit sie nur nicht noch einen Fressanfall durchstehen musste.

Nach einer Pause stellte ich ihr zwei Möglichkeiten zur Wahl:
1. Sie könne am nächsten Tag aufstehen und sich so verhalten, wie normalerweise in einem Zyklus der guten Tage; oder

2. da sie wusste, dass eine Fressphase im Anzug war, sollte sie anfangen zu trinken, OBWOHL SIE DAZU KEINE LUST HATTE. Und wenn sie das nächste Mal eine Saufphase erwartete, sollte sie statt dessen fressen.

Sie war geschockt, bekräftigte aber noch einmal ihr Einverständnis.

In dieser Intervention wurden sowohl das Muster des Alkoholmissbrauchs als auch das Muster der guten Tage als Ausnahmen zum Muster des Fressens angesehen. Bei beiden Möglichkeiten wurde sie gebeten, ein anderes „normales" Muster einzusetzen, das zu diesem Zeitpunkt „falsch" wäre, da sie sich in einer Weise schlecht fühlte, die auf Fressen hindeutete. Sowohl das Muster der guten Tage wie auch das Alkoholmuster unterscheiden sich vom Muster des Fressens, das die gegenwärtige Beschwerde darstellt. Insofern könnte zu diesem Zeitpunkt die Durchführung beider Muster die Entwicklung einer befriedigenden Lösung einleiten.

5. Sitzung

Eine Woche später berichtete sie, wie sie am nächsten Tag mit einem Heißhunger auf Schokoladenkuchen aufstand, stattdessen aber Bier einkaufte. Sie brachte es nach Hause, saß davor, starrte es drei Stunden lang zitternd an, dann telefonierte sie mit ihren Eltern. Anschließend ging sie in ihre Gymnastikstunde, und bis zum Mittag hatte sie ihr Verlangen, etwas in sich hineinzufressen, vergessen.

Die Intervention, die zur Lösung führte, baut auf etwas auf, was die Klientin schon macht, was im täglichem Leben für sie funktioniert. Da ihr dieses Verhalten bereits vertraut ist, fällt es ihr leicht, auf die Aufgabenstellung einzugehen.

6. und 7. Sitzung

Während der darauf folgenden sechs Monate täuschte sie etwa einmal im Monat einen guten Tag vor. Zu diesem Zeitpunkt beschrieb sie gute und „weniger gute Tage", jedoch keine „schlechten Tage dieses oder jenes Typs".

Der SCHLÜSSEL liegt nicht in den Einzelheiten. Nicht jeder Fall kann dadurch gelöst werden, dass der Klient blindlings verspricht, irgendetwas „Falsches" zu machen. Entscheidend war hier nicht das Versprechen. In der problematischen Situation machte sie etwas ganz anders. Was sie anders machte, war, dass sie ihr Nichtbeschwerdeverhalten innerhalb des Kontextes der Beschwerde NUTZTE. Bier kaufen,

Eltern anrufen, zur Gymnastik gehen, sind ALLES Verhaltensweisen aus Tagen, an denen sie nicht fressen musste.

Um herauszufinden, welche Verhaltensweisen des Klienten zur Lösungsbildung benutzt werden können, muss man natürlich das Gespräch während der Sitzung in die richtige Richtung lenken.

Wenn man nicht nach Ausnahmen und Erfolgen fragt, dann erzählt der Klient auch nichts darüber. Schließlich ist es ja vor allem das Problem, das den Klienten beschäftigt und weswegen er sich in Therapie begibt. Wie jedoch Erickson sagte, „sie wissen nicht, was das Problem ist". Wir als Therapeuten wissen es auch nicht und können es gar nicht wissen. Sowohl Klient als auch Therapeut können nur wissen, wie man herausfindet, wann das Problem gelöst ist, und meine derzeitige Schlussfolgerung lautet, dass nach der Lösung des Problems alles etwa so sein wird, wie zu den Zeiten, in denen das Problem nicht auftritt. Alles hört auf, „immer wieder dieselbe verdammte Chose" zu sein, und wird „eine verdammte Chose nach der anderen".

Anders, jedoch gleich

(1) Beschwerde = Fressen

↓

(2) AUSNAHMEN = Alkoholmissbrauch und gute Tage

↓

Spontan

↓

Unterschiede: Beim Muster der guten Tage oder des Alkoholmissbrauchs gibt es kein Fressen

↓

Ziel: Erhöhe die Zahl und Häufigkeit des Musters der guten Tage, um den Wegfall der Missbrauchsmuster zu bewirken. Daraus dürfte eine bessere Beziehung zu den Eltern, eine Wiederherstellung der Ehe und/oder der Aufbau einer lebensfähigen Beziehung zu einem Partner resultieren.

↓

Verschreibe: Tue mehr von dem, was funktioniert, setze Trinken im Fressmuster und/oder Essen im Alkoholmuster und/oder gute Tage bei beiden Missbrauchsmustern ein.

Wenn auch eine der Ausnahmen (Alkoholmissbrauch) einen Teil der ursprünglichen globalen Beschwerde darstellt, so stellt sie doch gleichzeitig eine Ausnahme zur *destrukturierten* Beschwerde dar (Alkoholmissbrauch unterscheidet sich deutlich von Fressanfällen). Dieser Unterschied macht jedoch wenig oder keinen Unterschied bezüglich des Weges, der zur Lösung führte. Sie basiert einfach auf der Nutzung von Nichtbeschwerdeverhalten (d. h. kein Fressen) innerhalb des Kontextes der Beschwerde, d.h. der Beschwerde über Fressen. Obwohl sich dieser Fall , oberflächlich betrachtet, bezüglich der Lösungsentwicklung von denen der vorhergehenden Kapitel radikal zu unterscheiden scheint, ist er dennoch in Bezug auf Theorie und Methode vergleichbar.

Für dieses Beispiel steht fest: Wenn Frau E. Essen und Alkohol gleichzeitig in Übermaß konsumiert hätte, wäre das eine keine Ausnahme vom anderen. In diesem Fall hätten dann andere Ausnahmen benutzt werden müssen, um eine Lösung herbeizuführen. Der radikale Unterschied zwischen den beiden Missbrauchsmustern ist es, was zu dieser einmaligen Intervention geführt hat, die eindeutig die einfache Regel befolgt: Baue die Lösung auf einem Verhalten auf, das nichts mit der Beschwerde zu tun hat.

11. Vage Beschwerde, vage Ziele, vage Lösung

Formulierung einer Beschwerde?

↓

Ja

↓

Suche nach Ausnahmen → Nein → Vage → Standardaufgabe der ersten Stunde oder eine Variation

Therapeut und Klient sind gemeinsam bemüht, einen globalen Rahmen zu zerlegen, damit etwas *Unentscheidbares* zutage gefördert wird. Wenn die Beschwerde jedoch vage ist, ist diese Situation bereits erreicht. Etwas *Unentscheidbares* bewirkt, dass das Verständnis einer Situation erschwert oder untergraben wird, was eventuell zu einer erheblichen Uneinigkeit in Bezug auf das Geschehen führen kann. Das wiederum ist für den Klienten und den Therapeuten gleichermaßen verwirrend, denn keiner versteht eigentlich, was vor sich geht, und, was noch wichtiger ist, keiner kann entscheiden, wie sie herausfinden können, wann das Problem gelöst ist.

Fallbeispiel 16

1. Sitzung

Herr und Frau W. kamen zur Therapie, als Herrn W. bewusst wurde, dass seiner Ehe der Schwung fehlte. Er war sich unsicher, ob er die Ehe aufrechterhalten oder ob er sich trennen wollte. Er wusste einfach nicht, „was Sache war".

Was Frau W. betraf, hatte sich nichts geändert. In den vorangegangenen sechs Monaten, die Herr W. als „lahm" beschrieb, war ihrer Meinung nach alles mehr oder weniger genauso wie in der ganzen Zeit seit den Flitterwochen vor zehn Jahren. Das tägliche Leben bestand aus dem üblichen Auf und Ab, und während der letzten sechs Monate hatte sie nichts bemerkt, was auf Schwierigkeiten hindeutete. Das verwirrte sie, zumal für sie die ganze Zeit alles dafür sprach, dass die Ehe in Ordnung sei, und jetzt begann sie, ihren eigenen Wahrnehmungen zu misstrauen.

Weder Herr noch Frau W. konnten irgendwelche Unterschiede in seinem Verhalten beschreiben, die auf die Tatsache hingewiesen hätten, dass irgendetwas nicht stimmte. Was Herrn W. betraf, hatte er auf einmal zu nichts Lust. Er verhielt sich aber weiterhin normal und wunderte sich nicht darüber, dass weder seiner Frau noch seinen Kindern aufgefallen war, dass etwas nicht stimmte.

Da Herr W. sich normal verhalten hatte, war seine Frau der Meinung, alles sei in Ordnung. Als er ihr jedoch sagte, etwas stimme nicht, kamen ihr Zweifel, ob sie ihre Ehe und ihren Mann überhaupt je richtig gesehen hatte. Da Herr W. sich normal verhielt, obwohl er sich innerlich lustlos fühlte, wusste auch er nicht, was los war.

„Wie werden Sie herausfinden, wann das Problem gelöst ist?" Da „oberflächlich" alles stimmte, konnten weder Herr noch Frau W. definieren, wie eine Lösung aussehen würde. Das hieß natürlich auch, dass ihre Kinder, Freunde, Mitarbeiter auch nicht wissen würden, wann das Problem gelöst wäre. Herr W. würde merken, dass das Problem gelöst wäre, wenn er sich wieder „in Ordnung fühlte", aber Frau W. könnte es nur erfahren, wenn er es ihr sagen würde. Auch wenn er ihr sagte, alles sei wieder in Ordnung, wäre das für sie keine Lösung, denn es gäbe ja keine bestätigenden Hinweise.

An dieser Stelle fühlten wir alle, Herr W., Frau W. und ich, gleichermaßen die Unbestimmbarkeit der klinischen Situation. Das Problem ist vage, die Lösung ist unbestimmbar, und Herr W. konnte keinen Zeitpunkt während der vergangenen sechs Monate benennen, an dem er bezüglich der Situation ein gutes Gefühl gehabt hätte. Die gesamte Sachlage war verworren oder unbestimmbar, weswegen ich nach Zeiten weitersuchte, in denen Herr W. wusste, dass alles in Ordnung war, und Frau W. wusste, dass er wusste, dass alles in Ordnung war. Sie waren beide sicher, dass vor den zwei vorangegangenen Jahren alles in Ordnung gewesen war. Was sie gerne zusammen gemacht hatten, machten sie jedoch auch weiterhin gemeinsam. Das Feuer aber fehlte, und nur Herr W. würde wissen, wann der Funke wieder entfacht wäre.

Bei dem Versuch, eine Erfolgsskala aufzustellen, stellte ich einige entsprechenden Fragen: „Wo würden Sie sich einordnen in einer Skala von 10 bis 0, in der 10 bedeutet, dass Ihnen sehr viel an Ihrer Ehe liegt, und 0 bedeutet, dass sie Ihnen egal ist?“ Frau W. bewertete dies mit 8, Herr W. mit 6. „Wenn 10 heißt, Sie sind so zuversichtlich wie nur möglich, und 0, die Chancen sind gleich Null, wie würden Sie die Chancen einschätzen, dass Sie beide in zwei Jahren noch zusammen sind?“ Frau W. sagte 9 und Herr W. 7. „Wenn 10 so viel Schwung bedeutet, wie man vernünftigerweise nach einer 15-jährigen Ehe erwarten kann, und 0 absolut gar keinen, wie würden Sie Ihre Ehe heute einschätzen?“ Herr W. sagte 2 und Frau W. 8.

Wenn eine Skala erstmal erstellt ist, ist es zumindest potenziell möglich, Fortschritte zu messen und eventuell auch die Lösung zu finden. Subjektive Skalen sind geeignet, subjektive Gefühlszustände zu messen, wenn auch Verhaltensunterschiede für Frau W. und andere Menschen eher greifbar wären. Ich muss dies jedoch als unentscheidbar akzeptieren und mir ins Gedächtnis rufen, dass die Lösung vermutlich für mich und Frau W. genauso unbestimmbar ist. An dieser Stelle wären weitere Bemühungen, zu konkretisieren und die Situation zu klären, für Herrn und Frau W. unpassend und könnten für sie ein Hinweis darauf sein, dass ich nicht zugehört oder gar etwas an ihnen auszusetzen hätte. Von daher muss ich diesen Mangel an Klarheit akzeptieren und mit einer Intervention reagieren, die eine ähnlich unbestimmbare Qualität, jedoch irgendeinen Unterschied in der Betrachtungsweise aufweist.

„Ich bin verwirrt, aber das macht nichts. In einem gewissen Sinn bezahlen Sie mich dafür, verwirrt zu sein, denn das bedeutet, dass ich die Dinge anders sehe als Sie; insofern kann das Problem gelöst werden. Es beeindruckt mich, wie gut Sie beide Dinge beschrieben haben, die nur sehr schwer zu beschreiben sind, und dass Sie beide, obwohl es zwischen Ihnen schwierig ist, sich dennoch dafür einsetzen, dass die Zusammenarbeit im Alltag weiterfunktioniert.

Um uns zu helfen, eine Lösung zu finden, achten Sie bis zur nächsten Sitzung auf alles, was andeutet bzw. bestätigt, dass noch Hoffnung für die Beziehung besteht.“

Wenn die Sache so verwirrend oder unklar ist wie bei Herrn und Frau W., ist eine Aufgabe, die viele mögliche Interpretationen offenlässt, durchaus angebracht. Diese Aufgabe ist tatsächlich nur eine Version der Standardaufgabe der ersten Sitzung, die dieser Situation, in der Verhaltensäußerungen oder die ihnen innewohnenden Bedeutungen unbestimmbar sind, angepasst ist. Vielleicht kann eine Gefühlsänderung an einem Verhalten festgemacht werden, was dazu führen würde, die Situation zu verdeutlichen.

2. *Sitzung (eine Woche später)*

BESSER? → nein → ÜBERPRÜFE die Ausführung der Aufgabe → Ja

↓

Beschwerdemuster dekonstruieren

↓

WÄHLE Muster Unterbrechung Aufgabe

Sowohl Herr als auch Frau W. berichteten, dass die Zeit zwischen den Sitzungen relativ gut verlief. Es hatte beiden gut gefallen, miteinander auszugehen, und jeder merkte, dass es dem anderen gut gefallen hatte. Beide waren sich jedoch darüber einig, dass nichts geschehen war, was andeuten oder bestätigen würde, dass für die Beziehung noch Hoffnung bestünde. Nichts hatte sich verbessert oder verschlechtert; doch war insofern eine „Verbesserung" eingetreten, als es keine von beiden erwartete Verschlechterung gegeben hatte: Große Kräche waren ausgeblieben.

Nach unserer Faustregel gibt es entweder eine „Besserung" oder „keine Besserung" (d. h. Gleichstand oder Verschlechterung), doch für Herrn und Frau W. und für mich war das nicht entscheidbar. Von daher ist es besser, es als „keine Besserung" zu betrachten und etwas anders zu machen, als auf demselben Weg fortzufahren.

Herr und Frau W. hatten sich weiterhin bemüht herauszufinden, worin das Problem bestand, indem sie es in seine kleinsten Teile aufzugliedern versuchten. Sie hatten jedoch während dieser Prozedur nichts herausbekommen, außer dass ihre normalen Problemlösungsansätze nicht funktioniert hatten. Sie waren eigentlich überrascht, dass sie sich nicht angeschrien und beschimpft hatten, denn Anschreien und Beschimpfen hatten zur Lösung verschiedener Schwierigkeiten während der vergangenen Jahre geführt. Keiner der beiden verspürte allerdings das Bedürfnis, den anderen anzuschreien, darum unterließen sie es.

Einander beschimpfen und anschreien hatte sich als nützliches Instrument der Problemlösung erwiesen, wenn Herr und Frau W. früher Probleme miteinander hatten. Vielleicht hinderten sie das Nichtanschreien und Nichtbeschimpfen daran, dieses Problem zu lösen! Die Tatsache, dass sie einander nicht beschimpften und anschrien, obwohl diese Strategie für gewöhnlich zur Lösung geführt hatte, deutete darauf hin, dass ich etwas missverstanden hatte: Statt einer verworrenen oder vagen Situation, die sich deutlich in der ersten Sitzung abzuzeichnen schien, hatten Herr und Frau W. vielleicht einen globalen Rahmen konstruiert, nämlich „unsere Ehe zerbricht". Da sich nichts „verbessert" hat, ist dies sehr wahrscheinlich. Wenn es so ist, dann hat sich ein möglicher Fokus entwickelt: Da ein Problem zwischen ihnen besteht, müssten sie sich nach ihrer Logik beschimpfen und anschreien, aber sie tun es nicht. Vielleicht wäre eine Aufgabe angebracht, die Beschimpfen und Anschreien beinhaltet.

Andererseits könnte man diese scheinbare Klarheit als eine angemessene Reaktion auf die sehr offene Konstruktion der Aussage der ersten Sitzung ansehen. Aber auch dann wären Anschreien und Beschimpfen als Aufgabe für Herrn und Frau W. sehr wohl angebracht und offensichtlich logisch.

Doch ist auch zu diesem Zeitpunkt unentscheidbar, ob dies ein potenzieller Fokus ist, was darauf hindeutet, dass die Situation so ungewiss bleibt wie vorher, so dass die Intervention wieder viele mögliche Interpretationen zulassen müsste.

Herr und Frau W. waren eindeutig verblüfft. Wo sie auch suchten und sich bemühten, aus dem Problem schlau zu werden, sie landeten stets in einer Sackgasse. Sie wollten gerne da raus; sie hatten genug davon, sich mit dem Problem zu befassen, ohne dabei ihren Spaß zu haben, bis auf das eine Mal, als sie zusammen ausgegangen waren.

Herr W. drückte es so aus: Wenn das Problem gelöst ist, wird alles so sein wie immer, außer dass alles spontan abläuft, anstatt als Teil einer Routine.

Es hatte sich „nichts gebessert", und die vorherige Aufgabe schien nicht sonderlich geholfen zu haben. Dies weist darauf hin, dass es wohl sinnvoll wäre, wenn die Aufgabe dieser Sitzung auf die Unterbrechung des Beschwerdemusters fokussieren würde, um ein neues Muster anzufangen. Andererseits deuten das Anschreien und Beschimpfen auf einen potenziellen Fokus, der wiederum eine Aufgabe nahe legt, die Anschreien und Beschimpfen beinhaltet, da diese Herangehensweise in der Vergangenheit für Herrn und Frau W. Erfolg gehabt hat.

Es scheint jedoch unentscheidbar, welche der beiden Aufgaben zu verwenden ist. Anstatt dies in einen „Entweder-oder-Rahmen" zu setzen und zufällig die eine Aufgabe anstatt der anderen auszusuchen, würde ein „Sowohl-als auch-Rahmen", der ein Zusammenfügen der beiden Aufgaben beinhaltet, potenziell nützliche Interpretationen liefern.

„Es scheint klar zu sein, dass die Grundstruktur einer funktionierenden Ehe fest verankert ist, dass aber der ‚Funke' fehlt. Das heißt, auch gute Zeiten, die für beide gut sind, sind nicht gut genug. Hier sind einige Vorschläge, die Ihrer Ehe an der richtigen Stelle Schwung geben könnten:

1. Sprechen Sie nicht über das Problem! Wenn es ein Problem wäre, das durch Reden gelöst werden könnte, hätten Sie beide es schon längst gelöst. Es hat keinen Zweck, irgendetwas weiter zu machen, was nicht funktioniert.

2. Da Sie herausgefunden haben, dass Schreien und Schimpfen häufig einen Lösungsprozess in Gang gesetzt haben, müssen Sie vielleicht dieses Mal genau dasselbe machen. Da es nicht spontan geschehen ist, könnte es sich vielleicht als hilfreich erweisen, jetzt etwas zu forcieren, was schon einmal funktioniert hat.

Während den nächsten zwei Wochen werfen Sie zweimal in der Woche die Münze, wer anfangen soll. Der Gewinner darf den anderen zehn Minuten lang ununterbrochen wegen irgendetwas anschreien und beschimpfen. Der Verlierer braucht nur so zu tun, als höre er zu. Dann darf der Verlierer 10 Minuten lang schreien und schimpfen – egal worüber. Es muss keinen Bezug zum Schreien des Gewinners haben.

Darauf folgt eine zehnminütige Schweigeperiode. Dann wird noch mal die Münze geworfen, ob noch eine Runde stattfinden soll oder nicht.

Wenn keine weitere Runde ausgelost wird, oder aber nach dem zweiten zehnminütigen Schweigen, machen Sie beide etwas Körperliches miteinander."

3. Sitzung (zwei Wochen später)

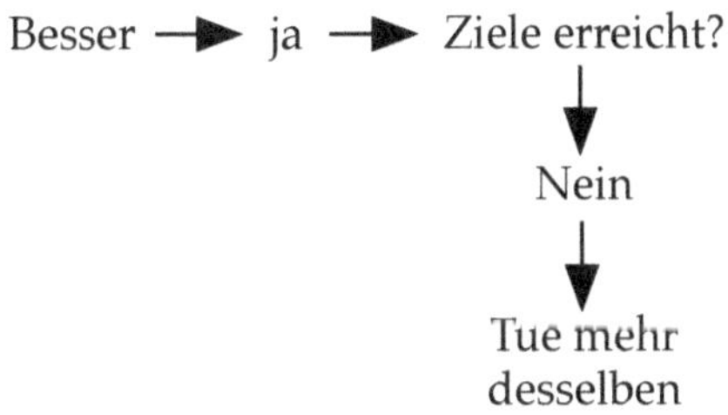

Herr und Frau W. lächelten beide, als die Sitzung begann. Ich fragte: „Hat sich was gebessert?" Beide sagten „ja" und gaben den zwei Wochen eine 8 auf einer 10-Punkte-Skala. Sie berichteten, dass es ein sehr nützlicher Vorschlag war, sie zum „Maul halten" aufzufordern, und dass sie die gemeinsamen körperlichen Aktivitäten genossen hatten, ohne sich um das Schreien und Schimpfen zu kümmern. Davon abgesehen, dass das Problem nicht angesprochen worden war, waren sie nicht der Meinung, dass sie etwas anderes getan hatten als sonst, außer vielleicht der vermehrten gemeinsamen körperlichen Aktivitäten. Sie konnten nicht erkennen, wie das eine Verbesserung ausgelöst haben konnte. Trotzdem meinten beide, dass alles mehr Schwung hatte oder spontaner war.

Es hat sich etwas „gebessert", und beide stimmten über den Grad der „Verbesserung" überein. Jetzt kann der Fokus der Sitzung darauf gerichtet werden herauszufinden, ob sich nun alles „genügend gebessert" hat und wie viel Vertrauen sie in die Fortsetzung der Besserung setzen.

Herr und Frau W. wählten die Teile der Aufgaben aus, die ihnen nützlich erschienen und ließen den vorprogrammierten Kampf einfach weg. (Das lässt vermuten, dass die Verschwommenheit der Situation ein weitaus wichtigerer Gesichtspunkt war als die Vorstellung eines möglichen „globalen Rahmens“ um das eheliche Interaktionsmuster herum.) Die Tatsache, dass sie nicht über das Problem sprachen und sich mehr körperlich betätigten, schien nützlich und verschieden genug, um sie auf dem Weg zur Lösung voranzubringen. Unabhängig von der Erledigung der Aufgaben, ist die Tatsache, dass beide über eine „Besserung“ berichteten, für das System der Therapie ein Hinweis darauf, dass eine Lösung nur herbeigeführt werden kann, wenn sie mehr desselben machen, egal was sie nun machen. Die Lösung wird dann gefunden sein, wenn sowohl Herr als auch Frau W. die Zeit zwischen den Sitzungen als „gut genug“ bewerten und beide recht zuversichtlich sind, dass dieses „gut genug“ weiterhin bleiben wird.

Herr und Frau W. waren beide der Meinung, dass alles eindeutig in die richtige Richtung ging und, sollte es so weitergehen, dahin führen würde, dass alles zumindest hinreichend wäre. Keiner von beiden war davon überzeugt, dass es von Dauer sein würde. Ihnen fiel nichts ein, was sie tun könnten, um die Wahrscheinlichkeit einer längeren Dauer zu erhöhen, und das Einzige, das ihrer Meinung nach die Dauer beinträchtigen könnte, wäre, einen bevorstehenden Urlaub gemeinsam zu verbringen.

Ich stimmte völlig damit überein, dass sie das, was sie machten, weitermachen sollten und dass sie wahrscheinlich recht hatten, nicht zu optimistisch zu sein. Es gibt immer gute und schlechte Tage. Wichtig war nur, dass sie das, was für sie funktionierte, weitermachten.

4. Sitzung (vier Wochen später)

Besser ⟶ Ja ⟶ Ziele erreicht? ⟶ Ja ⟶ Beenden

Für sie ging alles weiterhin gut, einschließlich des Urlaubs. Sie hatten nicht den Fehler gemacht, noch mal Flitterwochen daraus machen zu wollen, und alles lief gut. Sie waren davon überzeugt, dass sie das Problem irgendwie gelöst hatten, obwohl sie nicht wussten, wie. Das Einzige, was sie ihrer Meinung nach in der nahen Zukunft stören könnte, wären Diskussionen und / oder Auseinandersetzungen darüber, wie sie ihr jüngstes Kind behandeln sollten.

Ich schlug vor, dass sie jeden Morgen die Münze werfen sollten, wer jeweils die Verantwortung für die Schwierigkeiten, die es mit dem Kind geben könnte, übernehmen sollte. Der andere solle bloß die Ergebnisse beobachten.

5. Sitzung (vier Wochen später)

Herr und Frau W. berichteten, dass sie gewissenhaft jeden Morgen die Münze geworfen hatten, und das einzige Mal, dass etwas passierte, waren beide erleichtert, dass klar war, wer sich damit befassen würde. In diesem Zeitraum war auch ihre Zuversicht in die Lösung gestärkt. Sie waren der Ansicht, dass ihr Eheleben erfüllter sei, und beide waren davon überzeugt, dass diese Verbesserungen weiterbestehen würden. Allerdings waren sich beide nicht darüber im Klaren, was geschehen war, das vorher alles fade werden ließ, und was dann bewirkte, dass alles „besser als je zuvor" wurde.

Sie beschlossen, die Therapie an dieser Stelle zu beenden. Wir verabschiedeten uns, wünschten uns gegenseitig alles Gute und verließen das Büro innerhalb von 15 Minuten.

Diskussion

Wenn die Therapiesitzung selbst vage ist, mit ungenügend definierten Problemen und unklaren Lösungen, ist alles, was geschieht, einschließlich Verbesserungen und Verschlechterungen, unentscheidbar. Für Therapeuten, denen messbare Ziele wichtig sind, um den Unterschied zwischen Misserfolg und Erfolg bestimmen zu können, können vage Situationen problematisch sein. Aufklärungsversuche vergrößern die Verwirrung, doch der Versuch, mehr Verwirrung bzw. eine andere Art der Verwirrung zu stiften, bringt häufig mehr Klarheit. Klarheit und Verwirrung wechseln sich jedoch häufig ab, manchmal sogar mehrmals während eines einzigen Gesprächs.

Der Mangel an Klarheit, Fokus und Richtung kann dazu verleiten, einen Fall als „schwierig" einzuschätzen, und solche Fälle können durchaus zu schwierigen Fällen gemacht werden, wenn der Therapeut die Verwirrung oder Unbestimmtheit nicht uneingeschränkt als nützliche und notwendige Seite der Gesamtsituation akzeptiert. Das heißt, die Verwirrung oder was auch immer eine Situation unentscheidbar macht, kann therapeutisch genutzt werden, vorausgesetzt, der Therapeut hat Vertrauen in die Fähigkeit der Klienten, letztendlich zu merken, wann das Problem gelöst ist, damit sich daraus ein befriedigenderes Leben entwickeln kann. Es kann natürlich vorkommen, dass die Methode, um herauszufinden, dass eine Lösung gefunden worden ist, genauso unentscheidbar ist wie die ursprüngliche Beschwerde, doch auch dies kann nützlich sein, wenn die Klienten Vertrauen haben, dass die Lösung wahrscheinlich dauerhaft ist. Unklarheit ist nur dann problematisch, wenn sie bewirkt, dass es zu ausgeprägten Meinungsverschiedenheiten darüber kommt, was vor sich geht. Ohne diese unterschiedliche Bewertung ist die Situation bloß unklar oder potenziell vage, aber das trifft wohl für jede zwischenmenschliche Interaktion zu.

12. Spontaneität, Unvorhersehbarkeit, Lösung

Fallbeispiel 17[1]

FORMULIERUNG EINER BESCHWERDE

↓

SUCHE NACH AUSNAHMEN?

↓

Ja

↓

SPONTAN?

↓

Beschreibe den Unterschied
zwischen Ausnahmen und
Beschwerde

↓

ZIELE SETZEN

↓

VERSCHREIBE:
Tue gelegentlich
mehr
von dem, was wirkt

[1] In diesem Fall wurde die Therapie ohne Team durchgeführt.

Herr H., ein 25-jähriger Mann, kam zur Therapie, weil er sein „ganzes Leben lang deprimiert gewesen" sei. Ich fragte ihn, woran er merke, dass er deprimiert sei. Herr H. war mit seiner Arbeitsleistung, seinen Freundschaften, seiner Ehe, der Beziehung zu seiner Familie usw. unzufrieden. Nichts war ihm recht und nichts klappte. Er konnte sich an keinen Zeitpunkt in seinem Leben erinnern, zu dem er sich nicht deprimiert gefühlt hätte.

Ich fragte ihn: „Wenn Sie sich Ihr ganzes Leben lang so gefühlt haben, woher wissen Sie, dass Sie deprimiert und nicht normal sind?" Herr H. erinnerte sich an „gelegentliche ‚gute Tage'", woran er merkte, dass er deprimiert und nicht normal war. Doch verächtlich tat er diese Tage als bedeutungslos ab. Diese guten Tage waren einfach Zufälle, die seine Überzeugung, sein ganzes Leben lang deprimiert gewesen zu sein, nicht beeinflussten.

Nachdem sich herausgestellt hat, dass es gelegentlich spontane Ausnahmen gab, besteht die nächste Aufgabe darin, Herrn H. zu helfen, die Unterschiede zwischen „guten Tagen" und „schlechten Tagen" so herauszuarbeiten, dass er mehr von dem tun kann, was an solchen „guten Tagen" funktioniert.

Wenn er an „guten Tagen" aufstand, freute sich Herr H. auf den Tag, seine Arbeit ging ihm von der Hand, und er spielte schon mal Basketball, Tennis oder Golf. Er meinte, er sei an diesen Tagen freundlicher und aufgeschlossener bei der Arbeit, lese gern, mache sogar Hausarbeit gerne und gehe nach der Arbeit ein Bier trinken.

Um den Unterschied zwischen „guten Tagen" und „schlechten Tagen" noch näher zu bestimmen, fragte ich Herrn H., wie seine Frau den Unterschied erkennen würde, ohne dass er dazu ein Wort sagte. Typischerweise berichtete er mir zuerst über die „schlechten" Tage. Er berichtete, dass sie an solchen Tagen sah, wie er kalt und abweisend dreinblickte, aber an „guten Tagen" sah sie, wie er mehr lächelte und sich mit ihr unterhielt. Ihm war völlig klar, dass andere den Unterschied zwischen einem Herrn H., der sich mies fühlte, und einem Herrn H., der gut drauf war, erkennen konnten.

Im Laufe des Interviews wurde ein deutlicher Unterschied zwischen „guten Tagen" und „schlechten Tagen" herausgearbeitet. Herr H. jedoch sah die „guten Tage" weiterhin als glückliche Zufälle an, auf die er keinen Einfluss hatte: Es war kein Unterschied, der einen Unterschied machte. Das Bild war schwarz-weiß: „Gute Tage" unterschieden sich eindeutig von „schlechten Tagen". Um diesen Unterschied zu zerlegen und eine Zielsetzung zu ermöglichen, benutzte ich eine Variation der Rangfolgentechnik, die sich in Fällen, in denen sich die Person als depressiv beschreibt, als nützlich erwiesen hat.

„Auf einer Skala von 10 (Zustand schlimmster Deprimiertheit) bis 0 (entweder Sie fühlen sich nicht depressiv, oder das Gefühl des Deprimiertseins macht sich absolut nicht bemerkbar), wie würden sie sich im Moment einschätzen?" Herr H. überlegte eine Weile und schätzte sich dann bei 5 oder 6 ein, die 5 einfach deshalb, weil er heute etwas dagegen unternahm, d. h., weil er mit der Therapie begann. Er bewertete den vorangegangenen Abend mit 8 und den Wochendurchschnitt mit 7.

„Wie steht es mit dem letzten ‚guten Tag'?" Das war am vergangenen Dienstag, den er mit 2 bewertete. An diesem „guten Tag" hatte er einen erfolgreichen Arbeitstag gehabt, Tennis und Basketball gespielt und war nach der Arbeit mit Kollegen auf ein Bier mitgegangen. Als ihm einfiel, dass er um 6.00 Uhr morgens Golf gespielt hatte, änderte er seine Bewertung auf 1.

Tabelle der Bewertung des Deprimiertseins des Klienten

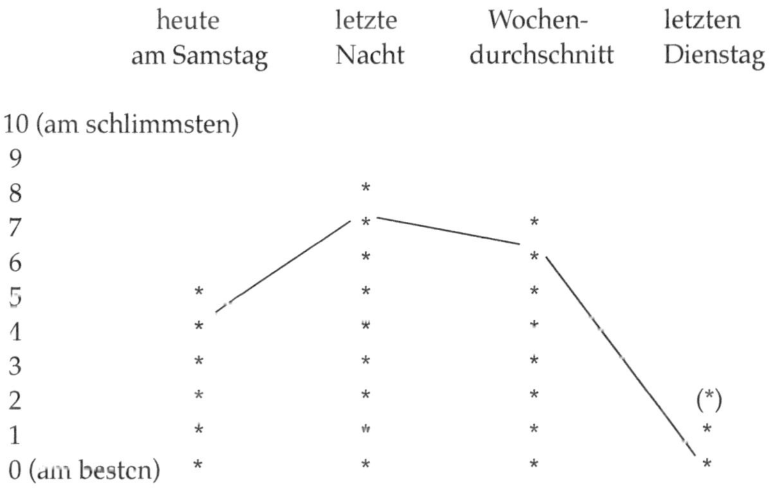

Die Messskala ist absichtlich „auf den Kopf gestellt". Es ist beabsichtigt, die Metapher „gut-schlecht" (unten oder 0 ist gleich normal) verwirrend umzukehren und verschiedene Grautöne einzuführen, damit eine Verbesserung und das Erreichen von Zielen nicht als eine Situation des Alles-oder-Nichts erfahren wird. Zudem macht diese „umgekehrte" Skala, metaphorisch gesehen, aus der Besserung eine „Bergabfahrt", während die normale Skala daraus einen „mühsamen Aufstieg" machen würde. Es ist wichtig, diese Methode mit der Beschreibung eines „guten Tages", wenn auch eines hypothetischen, zu beenden. Damit beendet der Therapeut das Gespräch über das Sich-depressiv-Fühlen mit einer Bewegung der Besserung, der „Bergabfahrt", bevor er in die Pause geht, um das Team (falls vorhanden) zu konsultieren oder einfach zu überlegen, was getan werden könnte.

Am Ende der Sitzung wurde Herr H. gebeten, jeden Abend vor dem Schlafengehen eine Voraussage für den nächsten Tag auf der Skala zu treffen. Mittags sollte er dann den betreffenden Tag einschätzen und sich eventuelle Unterschiede zwischen seiner Voraussage und der aktuellen Einschätzung erklären. Er war damit einverstanden und sagte: „Das leuchtet mir ein."

Diese Vorhersageaufgabe wurde Herrn H. gegeben, weil die Ausnahmen während der ganzen Sitzung als spontan auftretend beschrieben wurden. Soweit er beurteilen konnte, waren „gute Tage" reine Zufälle, und er konnte nichts tun. Wenn er anfängt, eventuelle Unterschiede zwischen seiner Voraussage und der aktuellen Einschätzung zu erkennen, wird er vielleicht erkennen, dass er zumindest einen geringen Einfluss darauf hat. Die Aufgabe des Voraussagens wird so geplant, dass sie zu dem Zufälligkeitscharakter spontaner Ausnahmen PASST.

Wenn man Herrn H. sagen würde, er solle jeden Tag um 6.00 Uhr morgens Golf spielen, würde ihm das nicht einleuchten. Mit Golf spielen beeinflusste er seiner Meinung nach nicht seine weitere Stimmungslage. Solange die Ausnahmen fortwährend als spontan auftretend beschrieben werden, sind Aufgaben, die ein spezifisches Verhalten erfordern, das als Auslöser der Ausnahme fungieren könnte, normalerweise unpassend, und eine solche Aufgabenstellung würde bloß so genannten „Widerstand" hervorrufen.

Herr H.s Bericht:

Voraussage	7 7 7 5 5 5 3
Tatsächlich	5 5 5 3 3 7 2

Herr H. war bis zum sechsten Tag nicht in der Lage, sich die Unterschiede zu erklären. An dem Tag regnete es, und deshalb konnten er und seine Frau nicht um 6.00 Uhr joggen gehen. Das Joggen war für sie etwas Neues, was sie zusammen unternahmen, und als Ergebnis der Einschätzungen beschlossen sie, sich weiterhin gemeinsam vor der Arbeit etwas Bewegung zu verschaffen. Für Regenwetter ließen sie sich Alternativen einfallen.

Herr H. war mit dieser Methode, die sonst spontan aufgetretenen „guten Tage" absichtlich herbeizuführen, zufrieden. Deshalb endete die Therapie mit der zweiten Sitzung.

Beschwerde = Sich ständig depressiv fühlen

↓

Spontane Ausnahmen = Gelegentlich „gute Tage"

↓

Unterschiede zwischen Beschwerde und Ausnahme:

↓

„Gute Tage" beinhalten:
körperliche Aktivität, Lächeln;
mehr Gespräche mit der Ehefrau;
bessere Organisation bei der Arbeit

↓

VERSCHREIBE:
Voraussagen, wann „gute Tage"
zufällig oder spontan auftreten

Eine zufällige Begegnung in einem Einkaufszentrum ein Jahr später zeigte, dass gelegentliche „schlechte Tage" damit zusammenhingen, dass er drei oder mehr Tage lang keine körperliche Bewegung am frühen Morgen hatte. Er ließ nicht zu, dass dies allzu oft vorkam, und ist mit der Lösung recht zufrieden.

Fallbeispiel 18

1. Sitzung

Herr und Frau I. und ihre beiden Kinder, die neunjährige Becky und die sechsjährige Mary, kamen zur Therapie, als Beckys schlechtes Betragen nicht nur zu Hause, sondern auch in der Schule auftrat. Zu Hause konnten sie damit umgehen, dass sich Becky oft mehr wie eine Fünfjährige als wie eine Neunjährige verhielt, aber die Lehrerin „raufte sich die Haare" angesichts des wachsenden Problems. Nichts, was Lehrer oder Eltern unternahmen, konnte Becky dazu bewegen, sich adäquat und ihrem Alter entsprechend zu verhalten. Manchmal warf sich Becky scheinbar ohne Grund schreiend und strampelnd auf den Boden. Manchmal jedoch, wenn die Eltern ein solches Verhalten erwarteten, nahm Becky sich trotz extremer Provokation zusammen. Diese Ausnahmen traten jedoch höchstens einmal alle zwei Wochen auf.

Niemand, so schien es, konnte sich diese radikalen Verhaltensänderungen erklären, und keiner konnte sie voraussehen. Wie die Mutter sagte: „Ich verstehe es einfach nicht." Für alle war es ein Rätsel, für Vater, Mutter, die Lehrerin, den Pfarrer, Becky und Mary. Den Therapeuten ging es genauso.

Weder Strafen noch Belohnungen nutzten etwas, berichtete die Mutter. Sie hatte versucht, dem Mädchen besondere Überraschungen zu versprechen, wenn sie genügend Punkte für jeden Tag, an dem sie sich adäquat verhielt, gesammelt hatte; aber sie hatte noch nie genug Punkte zusammenbekommen.

In diesem Fall waren die Ausnahmen spontan und selten. Keiner konnte sich an die letzte erinnern, sie erinnerten sich jedoch alle daran, dass spontane Ausnahmen vorkamen, wenn auch keiner Beckys gutes Verhalten oder auch sein eigenes, damit zufällig zusammenfallendes Verhalten beschreiben konnte. Das Team entschied sich deshalb für eine Aufgabe, bei der ein Bericht über falsche Voraussagen erstellt werden sollte.

„Wir sind alle von Ihrer Ausdauer und Ihrem Durchhaltevermögen beeindruckt. Es war bestimmt zeitweise sehr frustrierend, und Sie alle wurden sicherlich oft zornig, aber Sie haben trotz allem Ihre ganze Hoffnung auf eine Lösung aufrechterhalten.

Bis zur nächsten Sitzung soll jeder von Ihnen jeden Abend, bevor Becky ins Bett geht, voraussagen, ob sie sich am nächsten Tag wie eine Acht-, Neun- oder Zehnjährige oder wie eine Fünf- oder Sechsjährige verhalten wird. Wir möchten, dass Sie das geheim und jeder für sich durchführen. Teilen Sie Ihre Voraussagen einander nicht mit und reden Sie nicht darüber. Am nächsten Tag überprüfen Sie dann die Tatsachen. Wenn Sie mit Ihren Voraussagen nicht Recht haben, finden Sie heraus, warum nicht, und wenn sie zutreffen, warum. Beim nächsten Mal schauen wir uns alle Ihre Voraussagen an." (Dann versicherten sich Therapeut und Eltern, dass beide Kinder die Aufgabe so gut wie möglich verstanden hatten.)

2. Sitzung

Zwei Wochen später berichteten sie über eine enorme Verbesserung. Becky hatte an mindestens fünf Tagen ein reiferes Verhalten an den Tag gelegt. Niemand hatte mehr als einen „guten" Tag vorausgesagt außer Becky, die jedes Mal ein reiferes Verhalten vorausgesagt hatte. Im Gegenteil dazu hatte die Mutter jeden Tag unreifes Verhalten vorausgesagt, weil „ich lieber angenehm überrascht als enttäuscht werden wollte". Auch die Voraussagen von Vater und Mary waren falsch. Auch im Nachhinein konnte keiner die besseren Tage erklären. Das Rätsel blieb.

Der Therapeut fragte Mutter, Vater und Mary, worin der Unterschied in ihrem Verhalten an diesen guten Tagen lag. Mary sagte, dass sie und Becky sich nicht so oft stritten, was die Eltern bestätigten. Die Eltern sahen keinen Unterschied in ihrem eigenen Verhalten. Becky meinte, die Mutter wäre an jenen Tagen ruhiger gewesen und hätte nicht so viel über ihre Arbeit geklagt. Die Mutter konnte sich an diesen Unterschied nicht erinnern.

Da eine Voraussageaufgabe offenbar öfter „bessere Tage" hervorgerufen hatte, beschloss das Team, der Familie dieselbe Aufgabe zu stellen. Es machte sie stutzig, dass keiner in der Lage war, die Unterschiede zwischen guten und schlechten Tagen zu erklären oder wirklich zu beschreiben.

3. Sitzung

In dieser zweiwöchigen Zeitspanne waren „gute" Tage noch häufiger aufgetreten. Mutter und Becky gaben dieselben Voraussagen wie in der vergangenen Zeitspanne, und die des Vaters stellten sich als völlig falsch heraus. Becky hatte an 9 von 14 Tagen ein reiferes Verhalten an den Tag gelegt. An diesen Tagen stritten sich die Schwestern nicht, und auch die Schule stellte eine enorme Besserung fest. Wieder konnte keiner den Unterschied erklären.

Das Team entschloss sich wieder für eine Voraussageaufgabe, die jedoch so modifiziert wurde, dass sich jeder in Abhängigkeit von Beckys spontanen guten Tagen auf eine bestimmte Art und Weise zu verhalten hatte. Auf diese Weise könnte die Verbesserung vielleicht in ein neues Familienmuster von guten Tagen eingebaut werden. Denn wenn die guten Tage zufällig blieben, würden die schlechten Tage auch zufällig bleiben, und ein „Rückfall" wäre wahrscheinlich.

„Bis zur nächsten Sitzung hätten wir gerne, dass Sie weiterhin jeden Tag eine Voraussage treffen. Wir haben aber auch für jeden Einzelnen von Ihnen eine weitere Aufgabe. Mutter, wenn Ihre Voraussage falsch ist (Becky also einen guten Tag hat), möchten wir, dass Sie Becky etwas Zeit widmen und irgendetwas machen, was Becky gerne macht. Es muss nicht länger als 15 Minuten dauern. Becky, wenn deine Voraussage stimmt (du hast einen guten Tag), dann möchten wir, dass du mit deiner Schwester etwas machst, was Spaß macht. Vater, wann immer Sie glücklicherweise Unrecht haben, das heißt, wenn Sie einen schlechten Tag voraussagen, er aber gut ist, dann machen Sie etwas mit Ihrer Frau, das Spaß macht." Alle schienen diese zusätzlichen Aufgaben zu begrüßen (Mary fehlte bei dieser Sitzung).

4. Sitzung

Die guten Tage überwogen, und alle fanden es leicht, die Aufgaben auszuführen. Die Mutter war zu der Schlussfolgerung gelangt, dass besondere Aufmerksamkeit für Becky – wenn sie sich gut verhalten hatte – schon immer ein Vorzeichen für noch mehr gute Tage gewesen sei, sie das aber erst erkannt habe, als sie mit den Hausaufgaben anfing. Der Vater sagte, er habe beschlossen, keine Voraussagen mehr zu treffen; er mache stattdessen mit seiner Frau und seinen Töchtern einfach das, was Spaß mache. Becky sagte, ihre Schwester sei eine noch schlimmere Nervensäge gewesen als sonst, sie hätte aber trotzdem mit ihr gespielt.

An diesem Punkt vertraute die Familie darauf, dass das Problem gelöst war, und der Therapeut und das Team beschlossen, die Therapie zu beenden.

Sechs Monate später berichtete Frau I., dass Becky angefangen habe, zu lügen und spät nach Hause zu kommen. Obwohl dies ein anderes Fehlverhalten war, war die Mutter besorgt, es könnte ein neuer Anfang desselben Problems sein. Der Therapeut fragte, was die

Mutter unternommen hätte, bekam jedoch eine unklare Antwort. Er fragte dann, ob die Mutter vergessen hätte, mindestens 15 Minuten täglich etwas Schönes mit ihrer Tochter zu machen. Das hatte sie, und sie kamen überein, es noch einmal auf einen Versuch ankommen zu lassen. Das Lügen hörte anscheinend schnell wieder auf, und die Mutter war erleichtert.

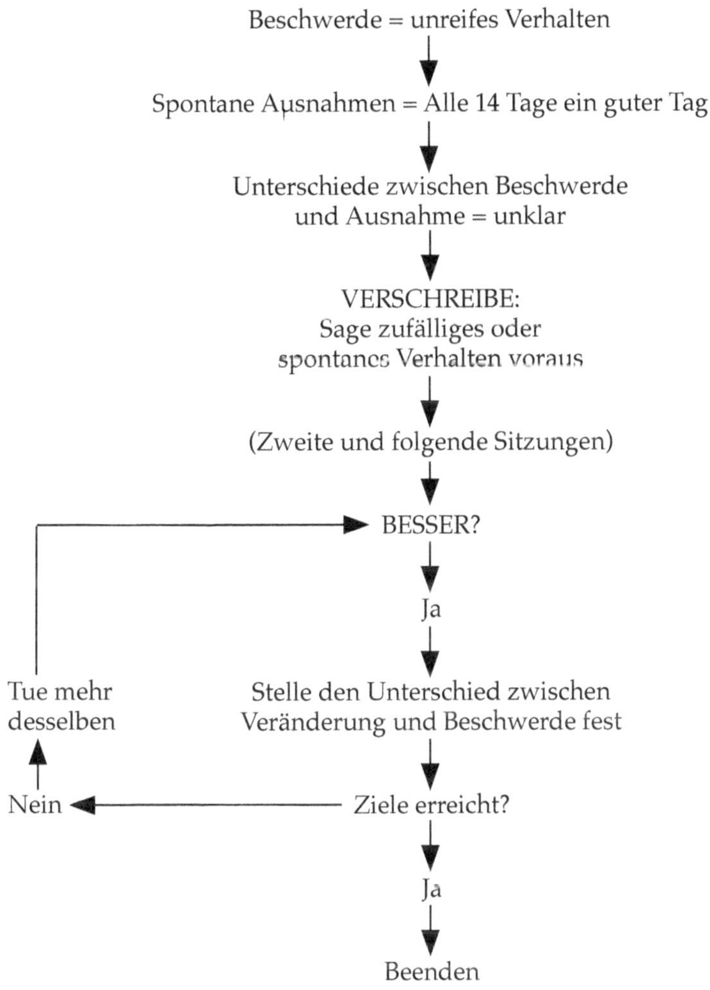

Fallbeispiel 19[2]

1. Sitzung

Frau J. kam zur Therapie mit der Beschwerde, dass sie sich schon seit über drei Jahren depressiv fühle. Sie hatte schon zweimal eine Therapie versucht, hatte aber aufgegeben, als sich innerhalb des ersten Monats oder der ersten sechs Wochen kein Fortschritt eingestellt hatte. Ihr war nicht klar, ob sie sich wegen ihrer Ehe, ihrer Arbeit, ihres Alters oder der Tatsache, dass ihr Jüngster (19 Jahre alt) bald heiraten und als letztes von fünf Kindern aus dem Haus gehen würde, depressiv fühlte.

„Also, erzählen Sie mir über die Zeiten, wenn Sie sich am wenigsten deprimiert fühlen." Frau J. war einigermaßen perplex und sagte, soweit sie beurteilen könnte, wäre jeder Tag gleich. Ihr graute vor dem Aufstehen morgens, sie fürchtete sich, zur Arbeit zu gehen, und hatte Angst, wieder nach Hause zu kommen, sie fürchtete sich, auszugehen, obwohl sie wusste, dass sie es tun sollte, und sie fürchtete sich danach wieder nach Hause zu kommen, fürchtete sich, nachts ins Bett zu gehen. „Was fürchten Sie am wenigsten?" Frau J. lächelte etwas und sagte: „Das Schlafen, weil ich dann nicht weiß, wie schlimm alles in Wirklichkeit ist."

„Wenn Ihr Mann hier wäre oder Ihr Chef oder Ihre Kinder und ich fragte sie, wann Sie am wenigsten deprimiert sind, was würden sie antworten?" Sie dachte lange darüber nach, bevor sie über ihre Bemühungen sprach, den Eindruck zu erwecken, dass alles in Ordnung sei. Sie war der Meinung, dass sie ihrem Mann, ihrem Chef und allen Kindern bis auf den Jüngsten weismachen konnte, ihr gehe es „gut".

„Was müssten Sie tun, um Ihren Jüngsten zu täuschen?" Sie wusste es nicht und glaubte, es wäre unmöglich, stimmte aber meinem Vorschlag zu, es auf einen Versuch ankommen zu lassen. „Glauben Sie, dass es Ihrem Mann auffallen würde, dass Sie ihm was vorgemacht haben, wenn er Ihre tatsächliche Verfassung sieht?" Sie meinte, das würde ihm klar sein, denn wenn es ihr im Laufe der Jahre „gut" ging, ergriff sie die Initiative, um mit ihrem Mann zu schlafen. Das hatte sie allerdings seit mehr als drei Jahren nicht gemacht, doch wäre sie „gerne wieder dazu in der Lage".

[2] In diesem Fall wurde die Therapie ohne Team durchgeführt.

Während der Pause überlegte ich lange, was zu tun sei. Bisher gab es keine Ausnahmen, weder bewusste noch spontane, obwohl die Idee der Aufforderung zum Sex als Hinweis auf die Lösung durchaus als hypothetische Lösung angesehen werden konnte. Es stellte offenbar etwas dar, was sie gerne wollte. Aber ihr vorzuschlagen, dass sie die Initiative ergreifen sollte, schien an dieser Stelle nicht zu passen, da es ihrer Ansicht nach eher die Wirkung der Lösung als deren Ursache darstellte.

An dieser Stelle schien die ganze „Ich-fühle-mich-depressiv"-Beschwerde etwas global zu sein, obwohl sich ein möglicher Fokus um ihr „So tun, als ob es mir gut geht" und anderen etwas Vormachen entwickelt hatte.

„Es beeindruckt mich sehr, wie viel Rücksicht Sie auf die Gefühle anderer nehmen und wie gut Sie das Verhalten und die Einstellung anderer beschreiben können. Doch am meisten erstaunt war ich über Ihre Fähigkeit, etwas vorzutäuschen, wenn ich auch etwas verwirrt darüber bin, wie es funktioniert und wie gut es funktioniert. Bis zur nächsten Sitzung möchte ich, dass Sie beobachten, wie gut es Ihnen gelingt, den anderen wirklich etwas vorzumachen, wenn Sie vortäuschen, dass es Ihnen gut geht."

Diese Aufgabe ähnelt insofern wieder unserer Standardaufgabe der ersten Sitzung, als sie gebeten wird, solche Dinge zu beobachten, die sie gerne öfter geschehen lassen möchte. Die Aufgabe schlägt natürlich außerdem vor, dass sie das, was sie bereits macht, weiterhin machen soll, fokussiert aber statt auf ihr Gefühl des Deprimiertseins darauf, wie gut sie anderen etwas vormachen kann. Wenn es ihr gelingt, anderen wirklich etwas vorzumachen, könnte dies vielleicht wiederum dazu führen, dass auch sie selbst sich wirklich etwas vormacht. Im Laufe der Jahre haben viele Klienten berichtet, dass das Vortäuschen, es gehe einem „gut", dazu führt, dass andere meinen, es gehe einem „gut", und einen folglich entsprechend behandeln, was wiederum zur Folge hat, dass es einem zum Schluss wirklich „gut" geht.

2. Sitzung

Zwei Wochen später berichtete Frau J., dass sie meinte, ihrem Mann an drei verschiedenen Tagen erfolgreich etwas vorgemacht zu haben. Es wäre sogar möglich, dass sie auch ihrem Jüngsten an einem dieser Tage etwas vorgemacht habe. Sie lächelte ein bisschen, als sie erzählte, sie habe Herrn J. so überzeugend getäuscht, dass sie glaubte, er sei wohl enttäuscht, als sie nicht auch die Initiative ergriff, mit ihm zu schlafen. Sie hatte an zehn verschiedenen Tagen so getan, als ob es ihr gut gehe, war aber der Meinung, dass es ihr nur an diesen drei Tagen fast gelungen war, den anderen wirklich etwas vorzumachen. Sie konnte jedoch den Unterschied zwischen den drei Tagen und den anderen sieben nicht erklären. Und sie konnte auch den Unterschied zwischen diesen zehn und den drei Tagen, an denen sie sich nicht wohl genug fühlte, um jemandem etwas vorzumachen, nicht erklären. Sie behauptete, sich während der gesamten Zeit depressiv gefühlt zu haben, dass aber das Leben an solchen Tagen, an denen sie etwas vorzumachen versuchte, einfacher gewesen sei.

Der Unterschied zwischen

1. Tagen, an denen sie jemandem wirklich etwas vorgemacht hatte,
2. Tagen, an denen sie versucht hatte, anderen etwas vorzumachen, und
3. Tagen, an denen sie niemandem etwas vorzumachen versuchte, war nicht klar.

Es hing alles davon ab, wie sie sich beim Aufstehen fühlte und wie andere auf ihre Bemühungen, ihnen etwas vorzumachen, reagierten. Wegen dieser Zufälligkeit schien eine Voraussageaufgabe angebracht.

„Es ist mir wirklich ein Rätsel, dass Sie an manchen Tagen, egal wie ‚schlecht' Sie sich fühlen, jemandem etwas vormachen können und an anderen Tagen sogar andere dazu bringen zu glauben, es gehe Ihnen ‚gut'". „Mir auch." „Also machen wir ein Experiment. Jeden Abend, bevor Sie ins Bett gehen, sagen Sie voraus, ob Sie den anderen am nächsten Tag etwas überzeugend vormachen können oder nicht. Bevor Sie dann die Voraussage für den darauf folgenden Tag machen, erklären Sie sich alle Unterschiede zwischen der Voraussage des vorhergehenden Abends und den Ergebnissen. Verlassen Sie sich dabei nicht nur auf Ihre Gefühle, sondern schätzen Sie auch die Reaktionen Ihres Mannes und Ihres Jüngsten ein." Sie meinte, dass wir dadurch wahrscheinlich schon etwas erfahren könnten, und stimmte der Aufgabe zu.

3. Sitzung

„Ich sollte wirklich keine Pferdewetten wagen. Mein Voraussagevermögen schreit zum Himmel."

Zwei Wochen später berichtete Frau J., dass ihre Voraussagen nie stimmten. An einem Abend sagte sie voraus, dass sie sich am nächsten Tag nicht danach fühlen würde, jemandem etwas vorzumachen, was aber dann damit endete, dass sie die Initiative ergriff, mit ihrem Mann zu schlafen! Das war eine Überraschung, aber eine angenehme. Daraufhin beschloss sie vorauszusagen, dass sie am nächsten Tag alle täuschen würde, was sie aber nicht schaffte. Sie konnte diesen Unterschied jedoch nicht erklären: Es war ihr ein absolutes Rätsel.

„Wieso denn? Es scheint eine vernünftige Aussage zu sein." „Also, wenn ich überhaupt jemandem etwas vormachte, dann mir selbst. Es ging mir wirklich gut. Wenn ich überhaupt so tat als ob, dann war es mir nicht bewusst." Sie gab es auf, Voraussagen zu treffen und ließ die Tage einfach auf sich zukommen. Wenn es ihr während jener fünf Tage auch nicht richtig „gut" ging, richtig „schlecht" ging es ihr ebenfalls nicht. Ich fragte sie, ob das für sie in Ordnung sei, insbesondere wenn es für den Großteil der nächsten sechs Monate so wäre. Es wäre in Ordnung, aber nicht wirklich zufrieden stellend. Es wäre auf alle Fälle besser, wenn es ihr weder richtig „schlecht" noch richtig „gut" ginge, als wenn es ihr „richtig schlecht" gehen würde.

Da Frau J. berichtet, dass es ihr etwas besser geht, ist irgendeine Aufgabe, wobei sie mehr von dem machen soll, was funktioniert, angesagt. Mir schien, ich müsste der Versuchung widerstehen, noch mehr oder etwas anderes zu machen. Die Intervention müsste darauf hinauslaufen, mehr desselben zu machen, was funktioniert hatte.

„Also, ich weiß, dass Sie wirklich schlecht voraussagen können, trotzdem sollten Sie damit wieder anfangen, auch dann, wenn Sie jeden Tag falsch liegen. Jeden Abend, bevor Sie ins Bett gehen, sollten Sie voraussagen, ob Sie sich selbst oder anderen wirklich etwas vormachen werden. Es ist ganz egal, ob die Voraussagen richtig oder falsch sind. Sie sollten sich aber merken, wie das, was andere am jeweiligen Tag machen, Ihre Voraussage beeinflusst."

4. Sitzung

„Als ich das letzte Mal hier wegging, hatte ich echt die Schnauze voll. Ich wollte keine blöden Voraussagen mehr machen, und ich ließ es auch sein. Ich beschloss, dass ich niemandem mehr etwas vormachen wollte, ich wollte einfach weiterkommen." Sie hatte zweimal die Initiative ergriffen, um mit ihrem Mann zu schlafen, und es ging ihr besser als „weder gut noch schlecht". Wenn es ihr an den meisten Tagen der nächsten sechs Monate auch so ginge, wäre das in Ordnung. Sie fragte sich, ob ich sie absichtlich so sauer gemacht hätte, damit sie endlich aus der Depression rauskomme. Wahrheitsgemäß verneinte ich eine solche Absicht und wünschte, ich wäre schlau genug gewesen, darauf zu kommen, dann hätte ich es nämlich schon in der ersten Sitzung gemacht. Sie lachte: „Nichts hätte mich zu dem Zeitpunkt dermaßen sauer machen können." Sie meinte, die Therapie sei beendet, und ich wünschte ihr alles Gute, als sie ging.

Wie funktionieren Voraussageaufgaben?

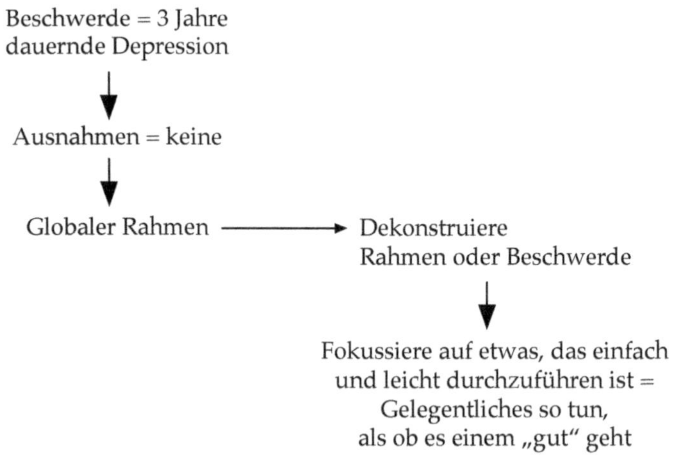

Auf den ersten Blick scheint es ziemlich absurd, jemandem vor dem Schlafengehen irgendetwas über den nächsten Tag voraussagen zu lassen. Manchmal, wie bei Herrn H., sieht es aus, als suggerierten die Ergebnisse, dass die Aufgabe jemandem helfen soll, eine Erklärung für „gute" oder „bessere" Tage zu finden, damit er seine Launen mehr oder weniger kontrollieren kann. Wie sieht es aber aus, wenn das nicht funktioniert?

Hausaufgaben, einschließlich solcher absurder Voraussagen, implizieren eine durch den Therapeuten vorausgesagte Verbesserung, und wenn der Klient mitmacht, erkennt er implizit an, dass ein besserer Tag möglich ist. Vielleicht gestattet das ihm, eine sich selbsterfüllende Voraussage zu entwickeln.

Die Frage nach der Ursache wird durch unsere Frage nach der Wirkungsweise solcher absurder Voraussageaufgaben angesprochen. Sowohl Therapeuten als auch Klienten nehmen häufig an, dass ein problematisches Muster, wenn auch nicht verursacht, so doch zumindest durch etwas ausgelöst wird, das dem Auftreten des Musters unmittelbar vorausgeht. Erweist sich diese Annahme als nützlich, dann sollte sie auch auf unproblematische Muster angewandt werden. Voraussageaufgaben scheinen jedoch von einer anderen Annahme auszugehen.

Voraussageaufgaben gehen von der Annahme aus, dass das, was man erwartet, am wahrscheinlichsten dann eintreten wird, wenn der dahinführende Prozess in Gang gesetzt worden ist. Praktisch bedeutet dies, dass die am Vorabend gemachte Voraussage gelegentlich selbst die Prozesse in Gang setzt, die dazu führen, dass der nächste Tag besser wird. Egal wie seine Voraussage lautet, dem Klienten wird unweigerlich im Kopf herumgehen, dass er einen guten Tag haben könnte. Selbstverständlich möchte er wirklich einen guten Tag haben, wodurch sich vielleicht sogar eine selbsterfüllende Voraussage entwickelt, was wiederum am nächsten Tag prompt ein „Verhalten wie an besseren Tagen“ auslösen könnte.

Wenn jemand folgerichtig bessere Tage voraussagt, und sei es nur, um einen Wunsch oder eine Hoffnung auszudrücken, scheint es durchaus plausibel, dass er sich so verhält, dass tatsächlich bessere Tage kommen und er sich seinen Wunsch erfüllt. Wenn einer ständig schlechte Tage voraussagt, besteht die *Möglichkeit*, dass er für sich selbst überraschend einen guten Tag hat. Gelegentlich wird er gegen seine Voraussage rebellieren und das Muster eines guten Tages erzwingen.

Voraussageaufgaben sind so konstruiert, dass sie zu der zufälligen Beschaffenheit der als spontan beschriebenen Ausnahmen PASSEN. Da die Klienten nicht wahrnehmen, dass bewusste Reaktionen zu diesen Ausnahmen führen bzw. beitragen, erscheint es sinnvoll, sie darum zu bitten, Ausnahmen vorauszusagen. Zwar sind sie gewöhnlich davon überzeugt, dass die schlechten Tage nicht weniger werden, aber die implizite Aussage, *es wird auch gute Tage geben*, hilft ihnen, die Erwartung zu entwickeln, dass gute Tage auftreten werden.

13. Schlussfolgerung

Bis zu diesem Punkt haben wir die Theorie der Lösung vertikal auf Ähnlichkeiten und Unterschiede hin untersucht, die die Familienähnlichkeit zwischen lösungsorientierten Interviews bestätigen. Dieser Ansatz wurde weitgehend durch die Reihenfolge der Ereignisse während der Interviews diktiert. Die Unterschiede zwischen den Interviews lassen eine einfachere Beschreibung als die dieser Landkarte wohl nicht zu. Es dabei bewenden zu lassen – was wohl am einfachsten wäre –, würde darauf hinauslaufen, dass dieser Ansatz einigen von uns die hochgeschätzte Einfachheit gekostet hat. Während dieser Verlust vielleicht ein evolutionäres Pendeln zwischen Einfachheit und Komplexität und umgekehrt darstellt, klingt mir doch mehr der Ruf nach einer Beschränkung auf das Wesentliche in den Ohren: Was mit geringen Mitteln gemacht werden kann, wird mit aufwendigen Mitteln vergeblich versucht.

Ausnahmen als etwas Unentscheidbares

Auf den ersten Blick scheint der Weg, der das „Dekonstruieren eines globalen Rahmens“ beinhaltet, wenig oder keine Ähnlichkeit zu den anderen Wegen auf der Karte aufzuweisen. Er scheint in der Tat nur darum als Teil der Familie zu gelten, weil er eine Option darstellt, die dem Therapeuten zur Verfügung steht, falls er seinen Klienten nicht zur Beschreibung einer vernünftigen Ausnahme verhelfen kann. Wenn auch „die Suche nach Ausnahmen“ den Weg zur Zugehörigkeit zu der Familie markiert, scheinen in diesem Fall die Ähnlichkeiten – wie die zwischen einem Basketballspiel alleine in der Einfahrt und einem Schachspiel – kaum auszureichen, um die Zugehörigkeit plausibel erscheinen zu lassen. Das heißt, die Unterschiede fallen mehr auf als die Ähnlichkeiten, was einen dazu veranlassen könnte, sie als Angehörige verschiedener Familien aufzufassen. In diesem Fall könnte die

Familienzugehörigkeit ein bloßes Artefakt der Rahmenbedingungen darstellen.

Mit weiter gefassten Rahmenbedingungen, die es gestatten würden, Unterscheidungen einzuführen, die nichts mit den Ereignissen während der Sitzung zu tun haben, könnte die Familienähnlichkeit dieser Fälle anders eingeordnet werden. Dies ergäbe eine größere Ähnlichkeit mit einer anderen Familie (z. B. „psychotisch"). In diesem Fall würde man das „Dekonstruieren eines Rahmens" als einen Prozess betrachten, der über den der Interview- und Interventionsplanung hinausgeht. Hierdurch könnte man auch die Zugehörigkeit zu einer speziellen Familie bestimmen. Andere Fälle, die unter diese bestimmte externe Unterscheidung fallen, passen jedoch leicht auf die Karte: Ausnahmen können beschrieben werden, die, vermehrt angewandt, zu einer befriedigenden Lösung führen. Wenn überhaupt eine Vereinfachung möglich ist, muss sie von einem anderen Blickwinkel her kommen.

Wenn man die Theorie horizontal oder von einem anderen Blickwinkel aus betrachtet, wird eine Ähnlichkeit zwischen den Wegen aufgedeckt, die durch den Prozess des Interviewens oder durch die Reihenfolge der Ereignisse verdeckt wurde. Was verdeckt ist, befindet sich nicht unter oder hinter der Karte. Dieses Verdecktsein ist auf die Ähnlichkeit der Karte mit einem Entscheidungsbaum für das Therapiegespräch zurückzuführen und ist im Wesentlichen ein Ergebnis seiner Einfachheit und Vertrautheit.

Ausnahmen, etwas Unentscheidbares und die Reaktionen auf die verschiedenen Aufgaben (Verhaltens- und / oder Beobachtungsaufgaben) sollen die laufenden Erfahrungen der Klienten nutzen, um ihre Beschreibung dieser Erfahrungen in der Therapiesituation zu ändern. Jeder Weg stellt einen „Dialekt" innerhalb des therapeutischen Sprachspiels dar, eine Erfindung der Teilnehmer. Wenn einer der Wege zum Erfolg führt, ändern sich die Beschreibungen der Klienten, der Therapeut schlägt vor, mehr desselben zu tun, und es wird eine befriedigende Lösung entwickelt.

So gesehen ist die Zugehörigkeit zu der Familie der lösungsorientierten Interviews ganz und gar nicht davon abhängig, dass die Karte benutzt wird, als wäre sie ein Entscheidungsbaum, und sie hängt auch nicht davon ab, dass der Therapeut „nach Ausnahmen sucht". Solche Interpretationen engen die Theorie und ihre Brauchbarkeit ein. Nach Wynne (1987) besteht eine Lösungsorientierung darin, dem Klienten zu helfen, „den Schlüssel zur Lösung zu finden, um dann selbst die Tür zu öffnen und von da aus selbstständig weiterzugehen“ (S. 11). Die Zentralkarte, die Methoden des Theorieaufbaus, der Interviewstil und die Interviewtechnik, aus denen sie abgeleitet wurde, sind nur ein Ausdruck der Theorie. Es ist bestimmt nicht der einzige und auch nicht notwendigerweise der beste Weg. Es ist rein zufällig der Weg, den meine Kollegen und ich beschritten haben, um unsere Beschreibungen zu beschreiben nämlich was passiert, wenn wir mit Klienten zusammen an der Lösungsentwicklung arbeiten. Dieser spezielle Ansatz hat den deutlichen Vorteil, dass die Lösungen, die entwickelt wurden, aus dem Erfahrungsbereich der Klienten stammen.

Rätsel

Der Zweck dieses Buches besteht darin, Lösungen zu beschreiben, sowie die Art und Weise, wie Klient und Therapeut sie zusammen entwickeln, während sie innerhalb der Rahmenbedingungen der Theorie bleiben. Jede Beschreibung soll ja bloß ein „Bild in Worten“ sein, während eine Erklärung normalerweise den Versuch einer Interpretation darstellt (was steckt dahinter, was liegt dem zugrunde) oder den Versuch, etwas mit einer Bedeutung (oder Bedeutungen) zu versehen. Insgesamt wurde versucht, dem entwendeten Brief von Poe nachzueifern und das zu beschreiben, was offen beobachtbar ist.

Wenn wir uns über etwas den Kopf zerbrechen, neigen wir zu der Annahme, dass es etwas Verdecktes gäbe. Doch trifft das häufig überhaupt nicht zu. Wir wollen keine neuen „Fakten“ herausfinden; alle „Fakten“ liegen bereits offen vor uns. Das Rätsel entsteht durch unsere Anordnung der „Fakten“ sowie durch die Vorstellung, dahinter müsse etwas anderes stecken.

Wie wir beschreiben, was wir sehen, welche Worte wir wählen, um die Bilder zu beschreiben, hängt von der Art und Weise ab, wie wir unsere eigene Situation sehen, wenn wir die klinischen Ereignisse durch den Einwegspiegel beobachten oder ein Video anschauen. Für andere Konstruktionen würden andere Worte gebraucht werden, wodurch andere Bilder entstehen würden. Beobachter beeinflussen nicht nur das, was sie beobachten, sondern zumindest in Bezug auf Situationen der menschlichen Interaktion tragen sie auch dazu bei, das zu schaffen, was sie beobachten. Als wir zum Beispiel die Vorstellung entwickelten, „für jede (Beschwerde-)Regel gibt es eine

Ausnahme", fingen wir an, die Klienten zu fragen: „Was geschieht, wenn die Beschwerde nicht da ist?" Das trug ganz konkret dazu bei, Ausnahmen zu erzeugen. Wie wir aus jahrelanger Erfahrung wissen, werden Ausnahmen selten spontan erwähnt. Wenn im wirklichen Leben eine Ausnahme auftreten sollte, wird sie vielleicht als „glücklicher Zufall" angesehen oder überhaupt nicht bemerkt und ist deshalb auch kein Unterschied, der einen Unterschied macht. Wenn wir also nicht fragen würden, würden die Klienten vermutlich nichts darüber sagen.

Das führt zu einigen interessanten Rätseln. Die Beschreibungen von Ausnahmen beansprucht z. B. die Hälfte bis zwei Drittel der ersten Sitzungszeit. Sagt das irgendetwas über wirkliche Probleme aus (solche, die nicht in einer Therapiesituation berichtet werden) oder sagt es nur etwas über den Therapeuten und seinen Klienten in der Therapiesituation aus? Was die Wirklichkeit betrifft, können wir nichts Genaues sagen, denn sobald man nach Ausnahmen fragt, schafft man die Möglichkeit, dass Ausnahmen beschrieben werden. Ausnahmen werden nicht entdeckt, sie werden während des Gesprächs zwischen Klient und Therapeut erfunden. Sie sind Teil einer Beschreibung und kein Faktum des wirklichen Lebens.

Das bedeutet nicht, dass „Beschwerden", „Ausnahmen" und „Lösungen" weniger real sind als „Probleme". Es ist bloß so, dass der Therapeut die therapeutische Wirklichkeit miterfindet. Während der Therapie redet der Klient über seine wirklichen Probleme (oder er stellt sie dar), wobei der Therapeut bemüht ist, diese Beschreibung dadurch zu beeinflussen, dass er dem Klienten hilft, Ausnahmen zu erfinden. Wenn das gelingt, werden nachfolgende Sitzungen sich mit der Schilderung von Veränderungen im wirklichen Leben des Klienten befassen. Wenn auch Therapeuten annehmen, dass Darstellungen wirklichkeitsgetreu sind, können wir uns doch nicht ganz sicher sein. Denn eigentlich wissen wir nur, dass der Klient seine Situation in der zweiten Sitzung anders beschreibt als in der ersten Sitzung.

Zu den unterschiedlichen Fällen, die beschrieben wurden, gehören Beschwerden über Kokain- und Alkoholmissbrauch, Halluzinationen, Depressionen, physische Gewaltanwendung usw. Die Beschreibungen jedoch sagen wenig oder nichts aus über „Kokainmissbrauch" oder „Halluzinationen" an sich. Die Beschreibungen beschreiben nur die Form spezifischer Darstellungen innerhalb eines abgesteckten und begrenzten Settings. Das heißt, egal ob es sich bei der Beschwerde um „Kokain“ oder um „Halluzinationen“ oder um „Misshandlung des Partners“ handelt, die Beschreibungen sagen uns, dass Lösungen möglich sind, vorausgesetzt es gelingt dem Therapeuten und dem Klienten, Ausnahmen zu entwickeln und / oder den Anteil des Gesprächs, in dem es um Veränderung geht, zu erhöhen. Die Beschreibungen so zu verstehen, dass sie etwas über „Kokainmissbrauch“ an sich aussagen, heißt, sie tatsächlich misszuverstehen, und dieses Missverstehen sprengt den Rahmen der Theorie und der Beschreibungen selbst. Auf die Gefahr hin, mich zu wiederholen: Ein solches Missverständnis beruht darauf, dass die Unterscheidung zwischen Landkarte und Landschaft aufgehoben wird. Sie besagt jedoch Folgendes: Wenn Therapeuten ihren Klienten dabei helfen, ihre wirklichen Probleme so darzustellen, dass daraus eine ähnliche Beschreibung entsteht – selbst bei einer Beschwerde wie Kokainmissbrauch –, kann eine Lösung entwickelt werden, von der der Klient sagen kann, dass sich dadurch etwas geändert hat. Das heißt, der Klient wird seine reale Lebenssituation darstellen, ohne Kokainmissbrauch oder Halluzinationen zu erwähnen. Genau das beabsichtigen schließlich die Therapeuten. Therapeuten und Klienten verhalten sich so, als ob Darstellungen das wirkliche Leben wären. Leider wird dieses „als ob“ leicht vergessen, und solche Vergesslichkeit führt allzu oft zu einem Durcheinander.

Diskussion

Wenn auch die Landkarte und die Expertensysteme verschiedene Alternativen als einfache „Ja -oder- nein“- Entscheidungen zu behandeln scheinen und beide von schlüssigen „Wenn-dann“-Regeln abhängen, sind viele der Wahlmöglichkeiten oder Regeln in stärkerem Maße rekursiv oder interagierend, als es auf den ersten Blick den Anschein hat. Egal wie strikt die Regeln sind, ihre Anwendung erfordert Klugheit und Geschick. Eine Landkarte ist schließlich bloß eine Darstellung oder Darlegung einer Beschreibung. So konzentriert Therapeut und Klient auch sein mögen, ihr Gespräch während einer Therapiesitzung ist nicht so eingeschränkt oder so kontrolliert wie unsere Darstellung davon. So ist das nun mal eben mit Landkarten.

So muss zum Beispiel die Entscheidung, ob es sich um eine Besucher-, eine Klagenden- oder eine Kundenbeziehung handelt, vor der Aufgabenzuweisung fallen. Da sich der Therapeut nicht einfach für „ja“ oder „nein“ entscheiden kann, indem er eine Antwort auf eine einzige Frage oder auf eine Reihe von Fragen auswertet, sondern vielmehr eine qualitative oder wertende Beschreibung einer Beziehung abzuwägen hat, ist die Antwort nicht immer eindeutig. Manchmal kann der Therapeut nur sagen, die Beziehung passt „eher" in diese Kategorie als in jene. Wenn der Therapeut sich beispielsweise nicht zwischen Patient und Kunde entscheiden kann, bildet vermutlich nicht einmal eine noch so gut beschriebene Ausnahme (und / oder hypothetische Lösung) eine geeignete Grundlage für eine Verhaltensaufgabe. Es ist besser, vorsichtig zu sein und eine Beobachtungsaufgabe zu stellen, d. h. die Beziehung Klient / Therapeut in die Kategorie der Klagenden einzuordnen. Wenn aber der Therapeut sagen kann, er oder sie ist davon überzeugt, dass der Klient ein Kunde ist, dann kann sogar eine dürftig beschriebene Ausnahme (und / oder hypothetische Lösung) eine brauchbare Grundlage für eine Verhaltensaufgabe abgeben.

Wenn der Therapeut in seiner Einschätzung zwischen Besucher und Klagender schwankt und sich dann für das eine entscheidet, trifft häufig das genaue Gegenteil zu. Besucher haben natürlich auch etwas zu meckern, allerdings hinterlassen ihre Beschreibungen typischerweise den Eindruck, dass sie von ihrem Besuch beim Therapeuten keine Verbesserungen erwarten, d. h., sie sind nicht geschäftlich da, sondern weil sie nun mal geschickt wurden. Wenn der Therapeut davon überzeugt ist, dass „Besucher" die richtige Bezeichnung für diesen Klienten ist, dann ist es angebracht, keine Aufgabe zu stellen. Wenn sich jedoch der Therapeut unsicher ist, aber eher dazu neigt, den Klienten als „Klagenden" zu beschreiben, dann ist eine Beobachtungsaufgabe, insbesondere die Standardaufgabe der ersten Sitzung, durchaus angebracht.

Diese Entscheidung wird auch u. a. dadurch beeinflusst, wie gut die Ziele des Klienten beschrieben werden. Je besser die Beschreibung des Ziels oder je besser die Beschreibung, wie der Klient merken wird, wann das Problem gelöst sein wird, um so sicherer kann der Therapeut entscheiden, dass dieser Klient als „Kunde" bezeichnet werden kann. Manche hypothetischen Lösungen (die gleichzeitig Ziele sind) werden tatsächlich hinreichend artikuliert, dass der Therapeut die Entscheidung treffen kann, die Beziehung Klient-Therapeut fällt in die Kategorie „Kunde" und dass die hypothetische Lösung so behandelt werden kann, *als wäre* sie eine bewusste Ausnahme.

Damit Kurztherapie zufriedenstellend ist, muss die Zukunft sich positiv von der Gegenwart abheben. Sonst hat es für den Klienten keinen Zweck, irgendetwas anders zu machen oder anders zu sehen. Wenn die Zukunft, zielmäßig ausgedrückt, in genaueren Einzelheiten vom Klienten beschrieben wird, d. h. in Begriffen des Verhaltens, dann macht es Sinn, jetzt (in der Gegenwart) etwas zu tun, um diese Ziele zu erreichen. Ziele müssen als Minimalziele beschrieben werden. Sie sollen erreichbar sein, und sie sollten so konzipiert sein, dass es für den Klienten einer bestimmten Anstrengung bedarf, sie zu erreichen.

Sobald der Klient erkennt, dass Ausnahmen (und/oder hypothetische Lösungen) einen Unterschied machen und mit dem Ziel assoziiert werden, hebt sich die Gegenwart des Klienten eindeutig von der Zukunft ab. Die mühselige Aufgabe des Klienten besteht nun darin, aus den Ausnahmen die Regel zu machen.

Egal wie unzureichend die Zukunft beschrieben wird, wesentlich ist, dass sie sich positiv abhebt. Therapie hat keinen Sinn ohne die Erwartung, dass die Situation verbessert werden kann. Die Erwartung, dass sich etwas verbessern kann, ist in der Tat die zentrale Voraussetzung jeder Therapie.

Literatur

Bandura, A. a. D. Schunk (1981): Cultivating competence, self-efficacy, and intrinsic interest through proximal self-motivation. *Journal of Personality and Social Psychology* 41: 586–598.

Barnlund, D. C. (1981): Toward an ecology of communication. In: C. Wilder a. J. H. Weakland (eds.): Rigor and Imagination: Essays from the legacy of Gregory Bateson. New York (Praeger).

Berger, J., Fisek, M., Norman, R. a. M. Zelditch (1977): Status Characteristics and Social Interaction: An Expectations State Approach. New York (Elsevier).

Brewster, F. (1985): Seeing something. *Networker* 9 (6): 61–64.

Deci, E. (1975): Intrinsic Motivation. New York (Plenum).

Deissler, K. (1986): Recursive creation of information: Circular questioning as information production. (Unveröffentlichtes Manuskript).

Dell, P. (1985): Understanding Bateson and Maturana: Toward a biological foundation for the social sciences. *Journal of Marital and Family Therapy* 11: 1–20.

Derrida, J. (1981): Positions. Chicago (University of Chicago Press).

de Shazer, S. (1978a): Brief hypnotherapy of two sexual dysfunctions: The crystal ball technique. *American Journal of Clinical Hypnosis* 20: 203–208.

de Shazer, S. (1978b): Brief therapy with couples. *International Journal of Family Counseling* 6: 17–30.

de Shazer, S. (1979a): On transforming symptoms: An approach to an Erickson procedure. *American Journal of Clinical Hypnosis* 22: 17–28.

de Shazer, S.(1979b): Brief therapy with families. *American Journal of Family Therapy* 7: 83–95.

de Shazer, S. (1982a): Some conceptual distinctions are more useful than others. *Family Process* 21: 71–84.

de Shazer, S. (1982b). Patterns of Brief Family Therapy. New York (Guilford).

de Shazer, S. (1984): The Death of Resistance. *Family Process* 23: 79–93.

de Shazer, S. (1985): Keys to Solution in Brief Therapy. New York (W.W. Norton). [dt. (1992): Das Spiel mit Unterschieden. Heidelberg (Carl-Auer), 4. Aufl. 2004.]

de Shazer, S. a. A. Molnar (1984): Four useful interventions in brief family therapy. *Journal of Marital and Family Therapy* 10: 297–304.

de Shazer, S., Gingerich, W. J. a. M. Weiner-Davis (1985): Coding family therapy interviews: What does the therapist do that is worth doing. Vortrag am

Institute for Research and Theory Development, jährliche Konferenz der AAMFT.

de Shazer, S., Gingerich, W. J. a. H. Goodman (1987): BRIEFER: An expert consulting system. Vortrag auf der jährlichen Konferenz der American Family Therapy Association (AAMFT).

de Shazer, S., Berg, I., Lipchik, E., Nunnally, E., Molnar, A., Gingerich, W. a. M. Weiner-Davis (1986): Brief therapy: Focused solution development. *Family Process* 25: 207–222.

Dolan, E. (1985): A Path With a Heart: Ericksonian Utilization With Resistant and Chronic Clients. New York (Brunner/Mazel).

Erickson, M. H. (1954). Pseudo-orientation in time as a hypnotic procedure. *Journal of Clinical and Experimental Hypnosis* 2: 261–283.

Erickson, M. H., Rossi, E. u. S. Rossi (1978): Hypnose: Induktion, Psychotherapeutische Anwendung, Beispiele. München (Pfeiffer).

Feldman, L. a. W. Pinsof (1982): Problem maintenance in family systems: An integrative model. *Journal of Marital and Family Therapy* 8: 295–308.

Fish, L. A. a. F. Piercy (1987). The theory and practice of structural and strategic therapies: A delphi study. *Journal of Marital and Family Therapy* 13: 113–125.

Fisch, R., Weakland, J. H. a. L. Segal (1987): Strategien der Veränderung. Systemische Kurzzeittherepie. Konzepte der Humanwissenschaften. Stuttgart (Klett-Cotta).

Gingerich, W. J., de Shazer, S. a. M. Weiner-Davis (1987): Con-structing change: A research view of interviewing. In: E. Lipchik (ed.): Interviewing. Rockville (Aspen).

Goffman, E. (1980): Rahmen-Analyse. Frankfurt am Main (Suhrkamp).

Goodman, H. (1986): BRIEFER: An Expert System for Brief Family Therapy. [Unveröffentlichte Magisterarbeit, University of Wisconsin-Milwaukee].

Goodman, H., Gingerich, W. J. a. S. de Shazer (1987): BRIEFER: An expert system for clinical practice. Computers in Human Services.

Gottman, J. (1979): Marital Interaction. New York (Academic Press).

Haley, J. (1963/1978a): Gemeinsamer Nenner Interaktion. Strategien der Psychotherapie. München (Pfeiffer).

Haley, J. (1967): Advanced techniques of hypnosis and therapy: Selected papers of Milton H. Erickson. New York (Grune & Stratton).

Haley, J. (1977): Direktive Familientherapie. Strategien für die Lösung von Problemen. München (Pfeiffer).

Haley, J. (1978b): Die Psychotherapie Milton H. Ericksons. München (Pfeiffer).

Hofstadter, D. R. (1985): Analogien und Rollen im Denken von Mensch und Maschine. In: D. R. Hofstadter (1988): Metamagicum: Fragen nach der Essenz von Geist und Struktur. Stuttgart (Klett), S. 589–653.

Keeney, B. (1983): Ästhetik des Wandels. Hamburg (ISKO).

Kim, J., de Shazer, S., Gingerich, W. J. a. P. Kim (1987): BRIEFER: An expert system for brief therapy. [Vorgetragen auf der jährlichen Konferenz der IEEE Systems Man and Cybernetics, Alexandria, Virginia].

Kuhn, T. (1973): Die Struktur wissenschaftlicher Revolutionen. Frankfurt (Suhrkamp).

Latham, G. a. J. Baldes (1975): The „practical significance" of Lockes' theory of goal setting. *Journal of Applied Psychology* 60: 122–124.
Lipchik, E. (1987): Interviewing. Rockville (Aspen).
Lipchik, E. a. S. de Shazer (1986): The purposeful interview. *Journal of Strategic and Systemitic Therapies* 5 (1): 88–99.
Locke, E., Shaw, K., Saari, L. a. G. Latham (1981): Goal setting and task performance: 1969–1980. *Psychological Bulletin* 90: 125–152.
Mead, G. H. (1973): Geist, Identität und Gesellschaft. Frankfurt (Suhrkamp).
Miller, G. (1986): Depicting family trouble: A micro-political analysis of the therapeutic interview. *Journal of Strategic and Systemic Therapies* 5: 1–13.
Molnar, A. a. S. de Shazer (1987): Solution focused therapy: Toward the identification of therapeutic tasks. *Journal of Marital and Family Therapy* 13: 349–358.
O'Hanlon, W. (1987): Taproots: Underlying Principles of Milton Erickson's Therapy and Hypnosis. New York (W.W. Norton).
Shields, C. G. (1986): Critiquing the new epistemologies: Toward minimum requirements for a scientific theory of family therapy. *Journal of Marital and Family Therapy* 12: 359–372.
Sluzki, C. (1983): Process, structure and world views: Toward an integrated view of systemic models in family therapy. *Family Process* 22: 469–476.
Tomm, K. (1984): One perspective on the Milan systemic approach: Part 1. Overview of development, theory and practice. *Journal of Marital and Family Therapy* 10: 113–125. [dt. in: K. Tomm (1994): Die Fragen des Beobachters. Heidelberg (Carl-Auer), 4. Aufl. 2004, S. 38-59.]
Tomm, K. (1986): On incorporating the therapist in a scientific theory of family therapy. *Journal of Marital and Family Therapy* 12: 373–378.
von Glasersfeld, E. (1975): Radical constructivism and Piaget's concept of knowledge. In: F. B. Murray (ed.): Impact of Piagetian Theory. Baltimore (University Park Press).
von Glasersfeld, E. (1981): The concept of adaptation and viability in a radical constructivist theory of knowledge. In: I. E. Sigel, D. M. Brodzinsky a. R. M. Goriuhoff (eds.): New Directions in Piagetian Theory and Practice. Hillsdale (L. Erlbaum).
von Glasersfeld, E. (1981): Einführung in den radikalen Konstruktivismus. In: P. Watzlawick (Hrsg.): Die erfundene Wirklichkeit. München (Piper).
Watzlawick, P., Weakland, J. H. u. R. Fisch (1974): Lösungen. Bern (Huber).
Watzlawick, P. (Hrsg.) (1981): Die erfundene Wirklichkeit. München (Piper).
Weakland, J. H. (1987): Persönliche Mitteilung.
Weakland, J. H., Fisch, R., Watzlawick, P. u. A. Bodin (1980): Kurztherapie – zielgerichtete Problemlösungen. In: P. Watzlawick u. J. H. Weakland (Hrsg.): Interaktion. Bern (Huber), S. 369–402.
Weiner-Davis, M., de Shazer, S. a. W. J. Gingerich (1987): Using pretreatment change to construct a therapeutic solution: A clinical note. *Journal of Marital and Family Therapy* 13: 359–363.
Wilder-Mott, C. (1981): Rigor and Imagination. In: C. Wilder a. J. H. Weakland (eds.): Rigor and Imagination: Essays From the Legacy of Gregory Bateson. New York (Praeger).
Winston, P. a. B. Horn (1984): LISP. 2nd edition. Reading (Addison-Wesley).

Wittgenstein, L. (1963): Tractatus logico-philosophicus. Frankfurt (Suhrkamp).
Wittgenstein, L. (1980): Das blaue Buch. Eine Philosophische Betrachtung. Frankfurt/Main (Suhrkamp).
Wittgenstein, L. (1984): Philosophische Untersuchungen. Frankfurt (Suhrkamp).
Wynne, L. (1987): Trying to create intimacy destroys it. *Family Therapy News* April 1987.

Über den Autor

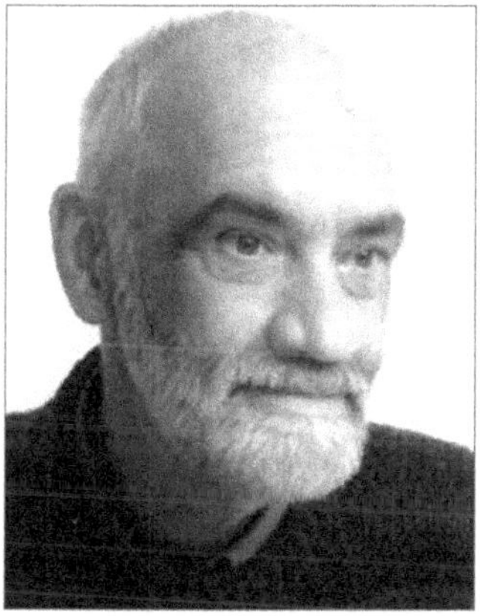

Steve de Shazer (1940–2005), Ph. D., Gründer des Brief Family Therapy Center (BFTC) in Milwaukee, Wisconsin; entwickelte und forschte zu lösungsorientierten, kurzzeittherapeutischen Verfahren auf der Grundlage Erickson'scher und systemischer Interventionen sowie der Philosophie Wittgensteins und Derridas. Veröffentlichungen u. a.: *Das Spiel mit Unterschieden. Wie therapeutische Lösungen lösen* (7. Aufl. 2019), *Mehr als ein Wunder. Lösungsfokussierte Kurztherapie heute* (mit Yvonne Dolan, 8. Aufl. 2022), *Worte waren ursprünglich Zauber. Von der Problemsprache zur Lösungssprache* (5. Aufl. 2022) sowie *Muster familientherapeutischer Kurzzeit-Therapie* (2012).